1泊2日で悩みが解消する
最新内視鏡手術

ひどい鼻炎で薬が手放せないあなたへ

医学博士／南大阪蔦耳鼻咽喉科院長
蔦 佳明

現代書林

はじめに

この本を手に取られた方は、おそらくアレルギー性鼻炎や蓄のう症に苦しまれている方でしょう。「薬で何とか良くなってほしい……」と薬を飲み、それでも症状が根本からは改善されず、薬と縁が切れない方も多いと思います。

蓄のう症、アレルギー性鼻炎などのひどい鼻炎は、長期の治療が必要です。長期の治療でも、薬などでは改善しにくく、本当に改善するためには、外科的な治療（手術）をしなければなりません。

当院は大阪府堺市にあり、開院は2000年5月です。私は現在、堺市医師会耳鼻咽喉科医会の会長を務めており、以前は大阪府耳鼻咽喉科医会の理事も務めさせていただきました。

蓄のう症（慢性副鼻腔炎）、アレルギー性鼻炎、慢性中耳炎、声帯ポリープ……。開院以来、こうした患者さんを対象に、私は年間400例近くの手術を行ってきました。いちばん多いのが蓄のう症の手術で、次に多いのがアレルギー性鼻炎の手術です。

もちろん、手術をしない耳鼻咽喉科の治療も行っています。

手術をすれば、アレルギー性鼻炎でも、蓄のう症でも、つらく嫌な症状から解放されます。精神的にも、以前とはまったく変わり、とても楽になります。

「手術を受けたくても、受けられない……」

こうした悩みを持つ方もいらっしゃいます。いちばん多い理由が、仕事のために長期間の休みが取れないというものです。当院の手術は、アレルギー性鼻炎でも、蓄のう症でも1泊2日です。すぐに仕事に復帰できるうえ、根治率も高くなっています。

耳鼻咽喉科の開業医は、ほとんどがメスを持ちません。治療は、診察と薬の処方がメインです。

それなのに、なぜ私が手術を行う耳鼻咽喉科医を目指したのか。

私は大学病院と総合病院で20年間、耳鼻咽喉科医として過ごしました。開院前は大学病院に戻り、講師を務めていました。

医師としては、大学病院での週1回の外来診察、週2回の専門外来と週2回の手術。講師としては、学会発表のための実験研究、学生たちの指導、講義、医局員の指導、医局の運営などが仕事でした。

そうした中で、次第に「講師としての仕事」の比重が高くなり、私は46歳のときに「医師としての人生」を見つめ直すようになりました。

長期的な治療であっても、薬などで症状が改善されない患者さんは多い。そうした患者さんのために、大学や総合病院で培った自分の経験を活かしたい。

こうした思いから、西日本初の短期滞在（1泊2日）で手術ができる耳鼻咽喉科サージセンター（全身麻酔を使った外科的治療を行う医療機関）として、当院を開業したのです。

鼻炎の治療について知っていただくことは、とても大切です。しかし、この本は、ただの〝治療本〟にはしたくありませんでした。

鼻には大切な働きがあり、アレルギー性鼻炎と蓄のう症は、その大切な鼻の働きを邪魔している。そのことを知り、さらに解決法を知っていただく。お母さん方には、お子さんの呼吸について知っていただく。

この本には、こうした私の思いを込めました。

一人でも多くの方がひどい鼻炎から解放され、すがすがしい時間を手にする。

本書が参考になれば、これほどうれしいことはありません。

目次

第2章

あなたの鼻炎は立派な病気である

アレルギー性鼻炎は、日本人の国民病

蓄のう症は、鼻にウミがたまる病気

鼻炎のタイプによって、治し方が違ってくる

第3章

あなたのアレルギー性鼻炎は治せる

第4章

あなたの蓄のう症は治せる

第5章 ひどい鼻炎が治る手術はこうして受ける

第6章

子どもの口呼吸は危険なサインである

序章

「つらいけれど、我慢すれば……」と思っていませんか？

ひどい鼻炎を放っておくと、いろいろな身体のトラブルの引き金に

鼻炎にも、軽いものとひどいものがあります。軽いものであればまだしも、ひどい鼻炎で多くの方が悩んでいます。

鼻づまりがひどく、風邪が長引く。病院には行っていないけれど、鼻水と鼻づまりがひどく、市販薬で何とかしのいでいる。治療のため、通院を続けている……。

これらが、この本で取り上げている「ひどい鼻炎」で、そのひどい鼻炎の代表が、アレルギー性鼻炎と蓄のう症です。

「症状はつらいけど、何とか我慢すれば……」

軽い鼻炎なら、何とかできるかもしれません。しかし、鼻炎がひどくなると、〝何とか我慢〟の限界を超えてしまいます。

「つらい、つらい、つらい！　鼻なんかなければいいのに……」

「症状がひどいときは、鼻をもぎ取ってしまいたくなる」

当院に来院される患者さんから、こんなことを聞きます。

ひどい鼻炎は、目の前の症状がよく問題になります。

つらい症状も確かに問題ですが、その先に違う問題が控えています。

ひどい鼻炎は、口呼吸を引き起こします。鼻呼吸がうまくできないため、口で呼吸してしまうのです。その口呼吸は、いろいろな健康トラブルの引き金にもなります。

睡眠時無呼吸症候群、ぜんそく、アトピー性皮膚炎、高血圧、糖尿病、脳卒中（脳梗塞や脳出血、クモ膜下出血など）、心筋梗塞……。

口呼吸は、こうした病気になるリスクを高くしてしまいます。ひどい鼻炎には、こうした危ない面があることをぜひ知っていただきたいと思います。

イライラ、眠い、集中できない……鼻炎の悩みで人生損をする

・イライラする
当院には、鼻炎のためにいろいろな患者さんが来院されます。

・集中力が続かない
・昼間も眠いときがある
・体力が持たない
・来年受験なので、早く治して受験勉強に集中したい
・営業をしているが、接客に支障がある
・外出に必ず何枚かのハンカチが必要になる

鼻炎のつらい症状のために、仕事がうまく運ばない。鼻炎の症状があるために、仕事でポカをしてしまう。取引先との関係で、失敗してしまう……。

こうなると、「鼻炎だから仕方がない」といってすませていられなくなります。鼻炎でなければ損をしないケースでも、鼻炎のために人生で損をしてしまうこともあるからです。

鼻炎のために集中できず、受験勉強がはかどらない。志望校に入りたいのに、入れないかもしれない……。

受験を控えた子どもにとって、これはとても残念なことです。両親にとっても、それは同じでしょう。

また、鼻炎による鼻づまりのため、治療が受けられないケースもあります。

・睡眠時無呼吸症候群の治療も、鼻づまりがあるとできない。まず鼻の治療をしたい

・鼻づまりで、歯科治療が受けられない。先に鼻の手術をしたい

当院では、他の治療のために来られる患者さんの相談も受けています。

また、ある程度の高齢の方には、次のような患者さんもいます。

・鼻がズルズルして孫に嫌われるから、手術をしたい

お孫さんに嫌われるのは、つらいものです。可愛いお孫さんに好かれるために、鼻炎の手術を希望されるわけです。

小さな子どもの場合、もっと深刻なケースもあります。

・授業中にいつも鼻をかむため、ティッシュボックスが1箱必要。クラスでからかわれる

・授業中に100回も200回も鼻をかむため、イジメに遭う

学校でつらい目に遭うと、不登校や引きこもりの原因になります。

こうした患者さん以外にも、高校の野球部監督から頼まれたことがあります。

「鼻が悪いと口呼吸になり、走らせたらすぐバテる。口呼吸を治すために、まず鼻を

治してくれ」
このような相談も少なからずあります。

治らないから薬を手放せないという悪循環を手術で断ち切ろう

鼻のことを知り、治し方が分かれば、人生が変わります。経済的にも、時間的にも、リスクの小さい治療法があります。

薬をはじめとして、鼻炎にはいろいろな治療法があります。なかには効果的なものも登場していますが、薬ではなかなか根治できないのが現状です。

「薬を手放せないが、治らない。どうにかならないのか……」

当院には、ひどい鼻炎で苦しんでいる患者さんが多数見えます。

ひどい鼻炎の方に対し、当院では、根治治療として手術をお勧めしています。この手術は1泊2日の短期入院ですむ手術です。ここでは、この手術を受けた方たちの声を紹介します。

・世界が変わった！
・みんな、こんなに息を吸ってたの？　ずるい
・ストローの呼吸から土管の呼吸になった！
・口呼吸が治り、集中して勉強できるようになった
・病院通いが即解決！　手術が人生の転機となった
・イビキがなくなり、妻から「静かになって、私も安眠できる」といわれた
・片頭痛がなくなり、頭がスッキリした
・歌手で、一所懸命に声を出していたため、1ステージでヘトヘトになっていたが、治療後は声が楽に出るようになり、2〜3ステージ続けても何ともなくなった
・ある程度の高さまでしか声が出なかったが、それ以上の高い声も出るようになった
・顔全体が共鳴し、高い声が出るようになった
・嗅覚がおかしくなり、ソムリエを辞めようとまで思っていた。手術で嗅覚を取り戻し、ソムリエを続けられるようになった

こうした方たちは、「症状がつらい→薬に頼る→つらい症状が一時的には良くなっても、またつらい症状に見舞われる→薬が手放せない」という悪循環に陥っていまし

た。しかし、1泊の手術で、その悪循環を断ち切りました。

◉アレルギー性鼻炎の手術……アレルギー神経切断法

◉蓄のう症の手術……………スウィング法

当院では、ひどい鼻炎に対してこの2つの手術を行っています。ともに私が開発した手術法ですが、この手術の結果、薬が手放せなかったようなひどい鼻炎が解決されています。

耳鼻咽喉科医として、10万人以上の患者さんを診てきて

この本を手に取られた方は、多くがひどい鼻炎に悩んでおられる方でしょう。

「早く治療の話が聞きたい。薬が手放せるような治療の話をして！」

この気持ちは理解できますが、治療の話をする前に、耳鼻咽喉科の医師として、鼻についていろいろ知っていただきたいことをお話したいと思います。

薬が手放せないようなひどい鼻炎でも、きちんと治療を受ければ、薬とサヨナラで

きる日が来ます。ただし、油断は禁物で、再発のリスクがゼロではありません。**治療するだけでなく、治療後も鼻で苦労しない生活を送っていただきたい――。**

私はいつも、このように考えています。治療ももちろん大切ですが、それだけが私の役目だとは思っていません。治療後のことを考えることもまた、私の役目だと思っているのです。

昔から、「喉もと過ぎれば暑さ忘れる」といいます。治療して具合が良くなると、元の苦しさを忘れます。それは悪いことではないのですが、そのことが再発の引き金になりかねません。

治療して状態が良くなれば、治療前の苦しみを再び味わわないようにしていただきたい。そのために、治療法の前に、鼻について知っていただきたいことをお話していきます。

「鼻って、こんなにいろいろな働きがあるんだ。大切にしよう、注意しよう」

鼻についていろいろなことを知っていただければ、鼻の大切さが分かっていただけるはずです。その気持ちを持っていただければ、治療後も鼻を大切にしていただけるでしょう。再発リスクは、そこから抑えられることになるのです。

治療だけでなく、そうした意識を持っていただき、再発のリスクを抑えられたとき初めて、私がこの本を書いた目的が達成されると考えています。この私の気持ちをご理解いただき、次章からの鼻の大切な役割を読んでいただきたいと思います。

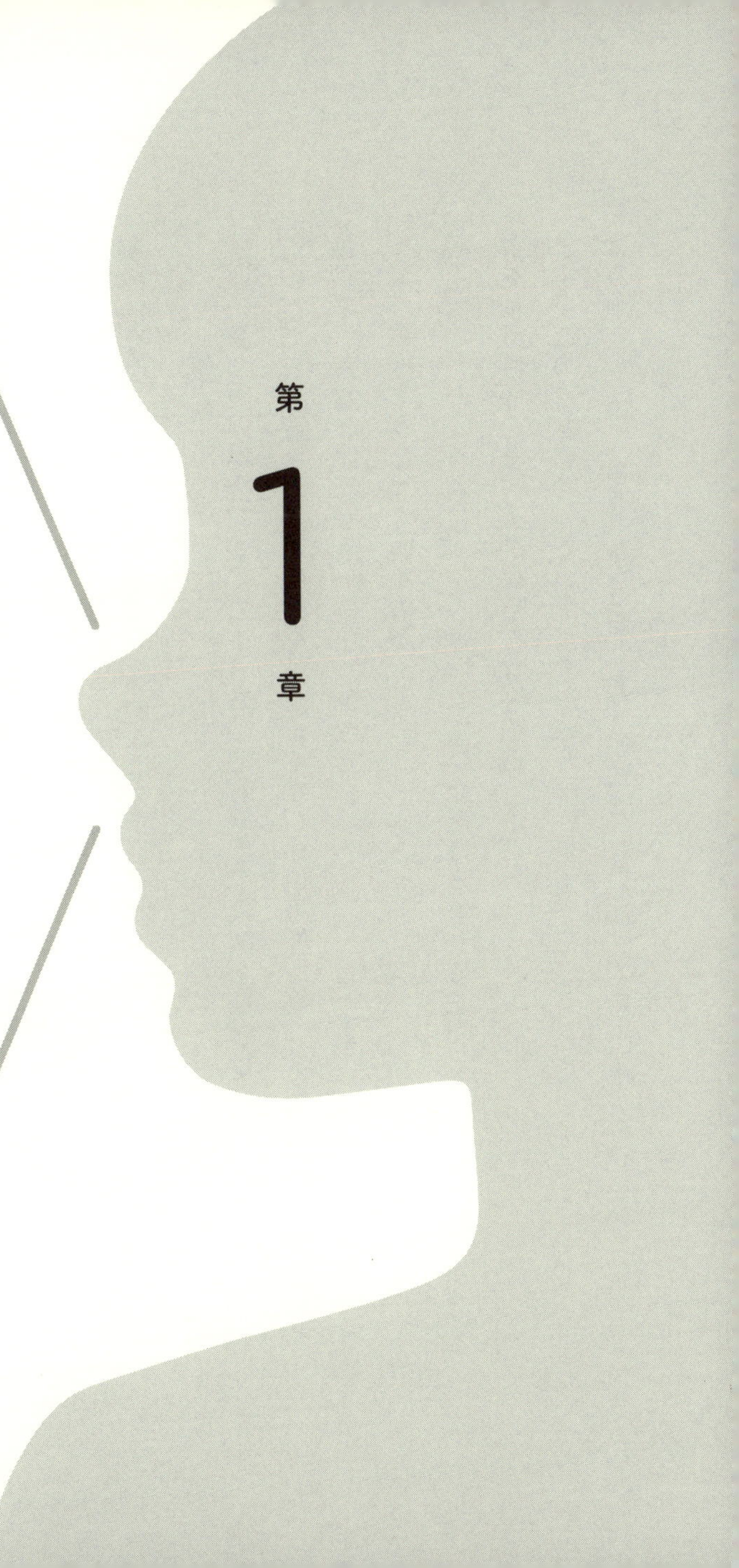

第1章

鼻は身体を守る大切な役割を持っている

鼻には、大切な3つの働きがある

鼻呼吸こそ、自然な呼吸法

普通の鼻の本の場合、まずここで鼻の図解やCT画像が登場します。

この本でも必要なところは図を載せますが、CT画像は使いません。CT画像を見ても、専門家でなければ分からないからです。

「へぇ、鼻はこうなっているのか……」

読んでいただくうちに、こう理解していただけるように説明したいと思います。

鼻を使う呼吸こそ、人間の自然な呼吸法——。

まず、このことを知っていただきたいと思います。

鼻の働きでは、「呼吸」が重要です。呼吸は「息を吸うことと吐くこと」です。

私たちは普段、呼吸をあまり意識しません。また、呼吸と鼻の関係について考えることもそうはありません。それは、鼻呼吸がとても自然なことだからです。

鼻呼吸は自然な呼吸ですが、意識して行うこともできます。実際にちょっとやってみましょう。鼻で呼吸する道は1本ではありません。分かりましたか？

実は、鼻の中は、鼻の真ん中（鼻中隔）で左右に分かれています。その両側には3つの骨のひさし（鼻甲介）があり、空気の通り道は3つあるのです。

鼻から息を吸うと、空気はこの3つの道（上鼻道・中鼻道・下鼻道）を通ります。

鼻から息を吐くときも、この3つの道を通ります（次ページ図）。

この3つの道を通るのには意味があります。主に上鼻道はにおいの道、中鼻道は副鼻腔にたまった鼻水の排出、下鼻道は気道として使われています。

鼻づまりがひどい方は、分かりにくかったかもしれません。それはどの道が閉まっていても、鼻づまりを感じるからです。鼻づまりがそれほどではない方は、その感覚がお分かりになったと思います。

肺は、自分でふくらんだり縮んだりできません。

鼻から空気を吸うと横隔膜が下がり、肺がふくらみます。息を出すと横隔膜が上が

鼻呼吸で使う3つの通り道

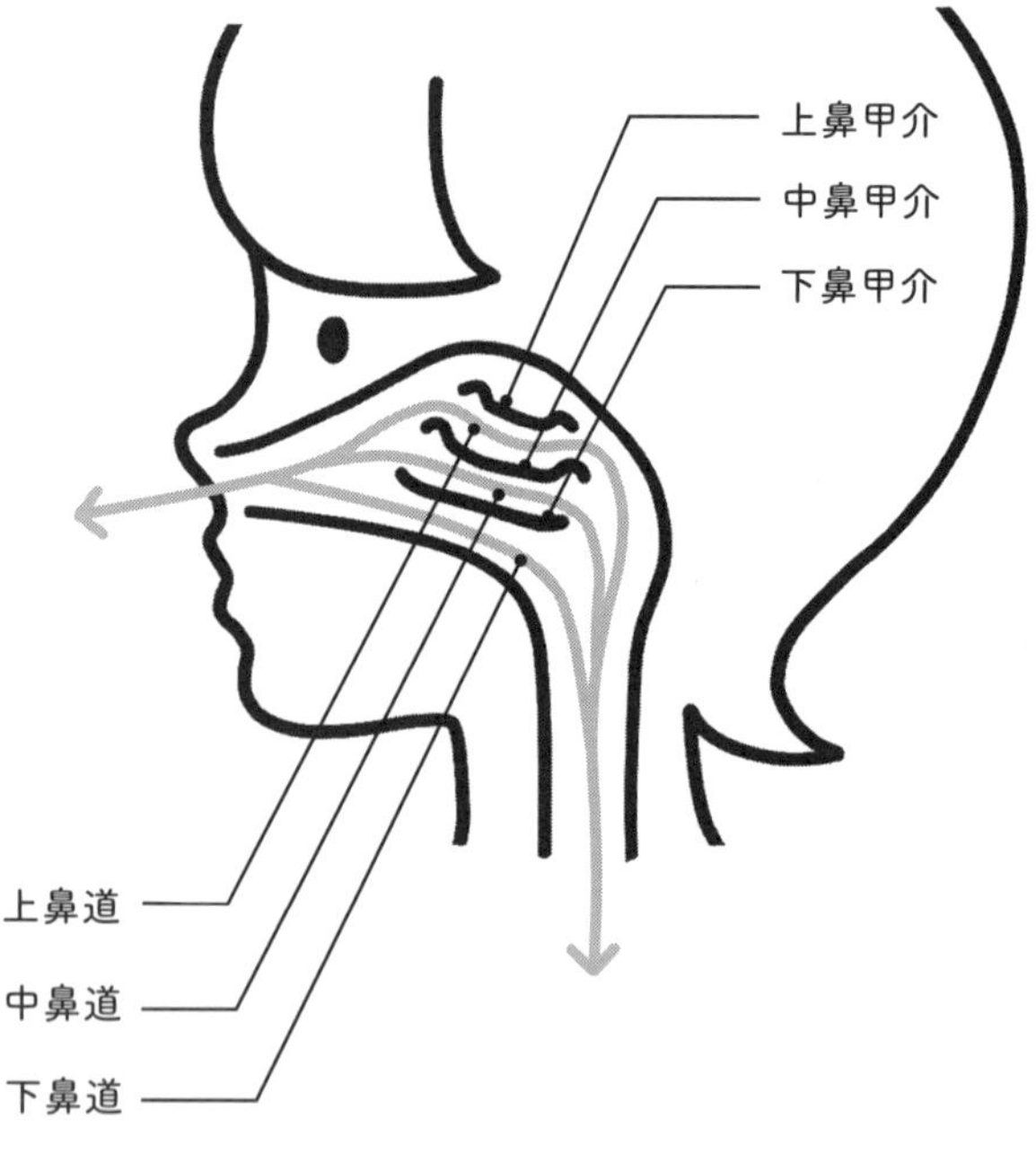

り、肺が縮みます。こうして私たちは呼吸をしているのです。

この呼吸は無意識に行われていますが、これを「鼻呼吸による腹式呼吸」といいます。無意識に行われるということは、〝自然〟ということです。

鼻からゆっくり息を吸い、次に鼻から息を出してください。そのとき、横隔膜が上下していることが分かったと思います。これが鼻呼吸による腹式呼吸です。

人間はなぜ、呼吸をするのか？

ところで、人間はなぜ呼吸をするのでしょうか？

鼻から入った空気は空気の通り道（気道）に入り、さらに肺に送り込まれます。肺の中には気管支がさらに細かく分かれた気管支（細気管支）と、数億個もの肺胞と細かい血管で占められています（次ページ図）。

肺胞というのは、小さな袋と思ってください。この肺胞の表面を、細い血管がおおっています。この細い血管は、肺胞の膜を通して肺胞に二酸化炭素を送ったり、酸素を受け取ったりします。これが、私たちの肺で行われている「ガス交換」です。

命を守っている呼吸のしくみ

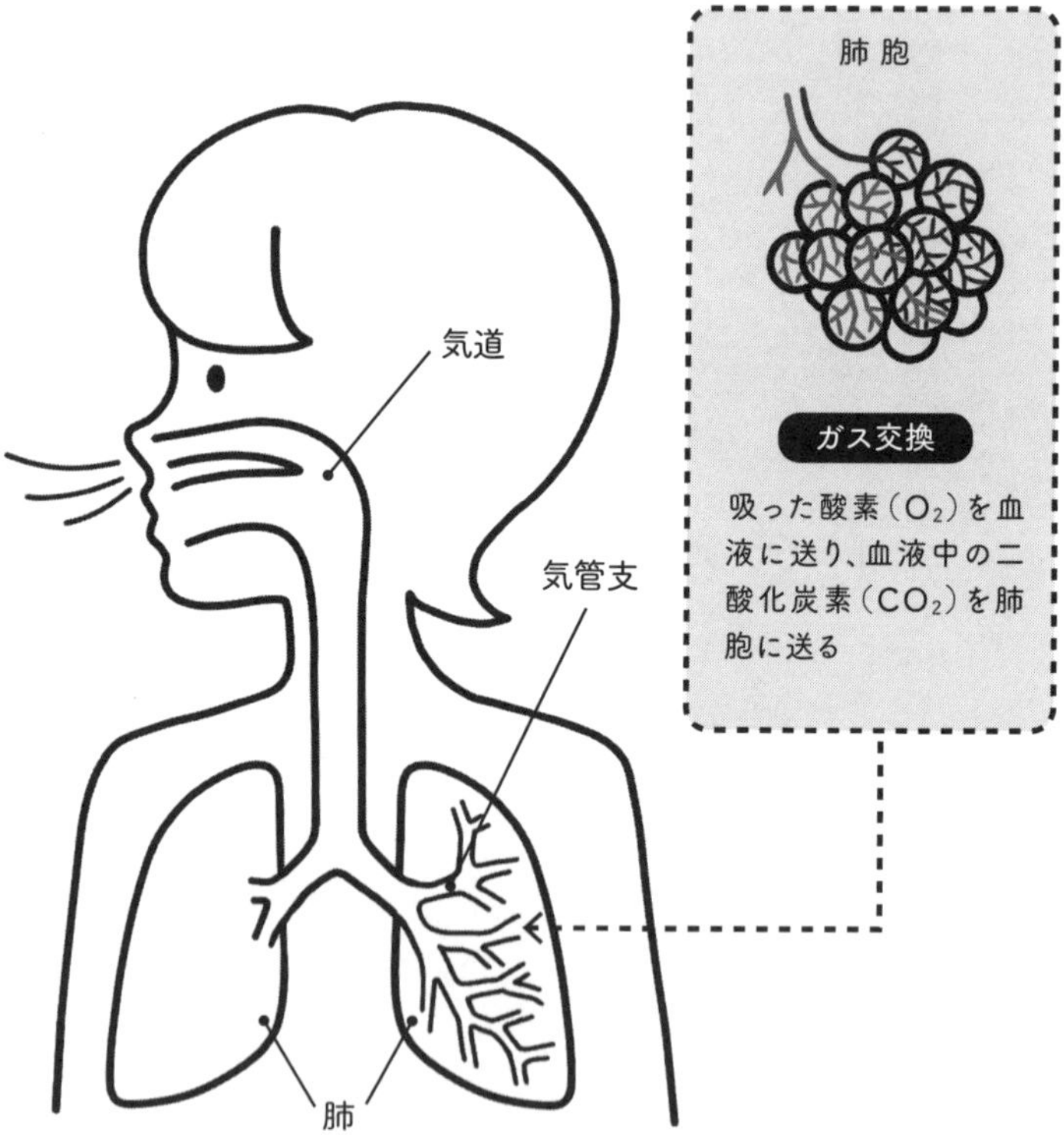

人間はエネルギーをつくるために酸素を吸う

では、人間はなぜ呼吸するのか？

その答えは、身体の外から空気を取り込み、肺胞で血液に酸素を渡すためです。

では、血液に酸素を渡すために、なぜ呼吸するのでしょうか？

簡単にいうと、私たちが生きるためには酸素が必要だからです。

食べ物を食べなくても、水さえあれば、私たちは1週間程度は生きられます。しかし、呼吸が5分も止まれば、生きてはいられません。脳が酸欠になり、脳の細胞が死んでしまうからです。

私たちの細胞は、酸素を使ってエネルギーをつくります。そのエネルギーで細胞は働き、私たちの生命はつむがれています。その結果、二酸化炭素ができます。

エネルギーをつくるために酸素を吸い、できた二酸化炭素を排出する──。

これが、私たちの呼吸なのです。この酸素と二酸化炭素は、肺で交換されます。それがガス交換なのです。

鼻から空気が入るとき、抵抗（鼻腔抵抗）が生まれます。

この抵抗があるために、深い息ができるとともに、胸を広げる筋肉も働きます。そのことで吸い込む力が大きくなり、より大量の空気が肺に入るようになります。

また、鼻の粘膜では、一酸化窒素が大量につくり出されています。

この一酸化窒素は肺に取り込まれ、血管を広げます。その結果、血液に取り込まれる酸素の量が増えるのです。

このように、呼吸の際に、鼻がとても大切な働きをしていることをぜひお分かりいただきたいと思います。

人間は、1万種類のにおいを嗅ぎ分ける

鼻の働きというと普通、呼吸よりもにおいを嗅ぐ働きのほうを思い浮かべるかもしれません。

人間の鼻は、1万種類のにおいが分かる――。

1万種類のにおいといっても、そう簡単に想像できません。同じようなにおいでも、とても小さな違いがあります。そうしたものを含めて、1万種類になるのです。

人間は、どうやってにおいを嗅ぐのでしょうか？

鼻には、天井の部分に5平方センチくらいの組織（嗅上皮）があります。この組織

には、においを感知するための細胞（嗅細胞）があります。その数は数百万個もの膨大な数になります。

この細胞には、においの分子をキャッチするもの（受容体）があります。においの分子をカギとすると、受容体はそのカギがカチッと入るカギ穴になります。受容体は、２００種類あるとされています。

２００種類の受容体は、それぞれ、いろいろなにおいの分子の一部分を受け止めます。脳でそれが全体的なにおいとしてとらえられ、１万種類ものにおいを嗅ぎ分けられることになるのです。

ところで、私たちは、どうやってにおいを嗅いでいるのでしょうか？

腐っていないかどうかとにおいを嗅ぐとき、あなたがやっていることを思い出してください。おそらく、クンクンとにおいを嗅いでいると思います。

こうすると、鼻から入った空気は、鼻から息を吸ったときよりも上のほうに入っていきます。

実際に自分でもクンクンとやってみてください。鼻呼吸で息をした場合と、微妙に違うその感覚が分かると思います。

においの分子は、鼻の天井にある組織（嗅上皮）が受け取ります。ここには、においの分子を感知する細胞（嗅細胞・嗅覚ニューロン）が数百万個並んでいます。鼻をクンクンさせると、におい分子がこの組織に達し、私たちはにおいを嗅ぐことができるのです。この経路を「オルソネーザル経路」といいます（次ページ図）。

普通に鼻から息を吸ったときも、においを感じます。それも、この経路を通ってにおい分子が鼻の天井に達するからです。

においには、もう一つの経路があります。

食べ物を噛んだときも、私たちはそのにおいを嗅ぎます。食べ物を噛むと、そのにおい分子は空気と一緒に喉の奥を通り、鼻の天井部分にある組織に達します。

この経路を「レトロネーザル経路」といいます（次ページ図）。この経路があるために、私たちは食べ物を噛んだときに、においを感じことができるのです。

風邪などで鼻づまりになると、食べ物のにおいが分からなくなります。鼻がつまると、喉の奥から鼻へ空気が通らなくなって、その結果、においの分子が鼻の天井の組織まで届かなくなるからです。

ためしに、コーヒーを飲むとき、鼻をつまんでみてください。これは鼻づまりと同

においを感知する2つの経路

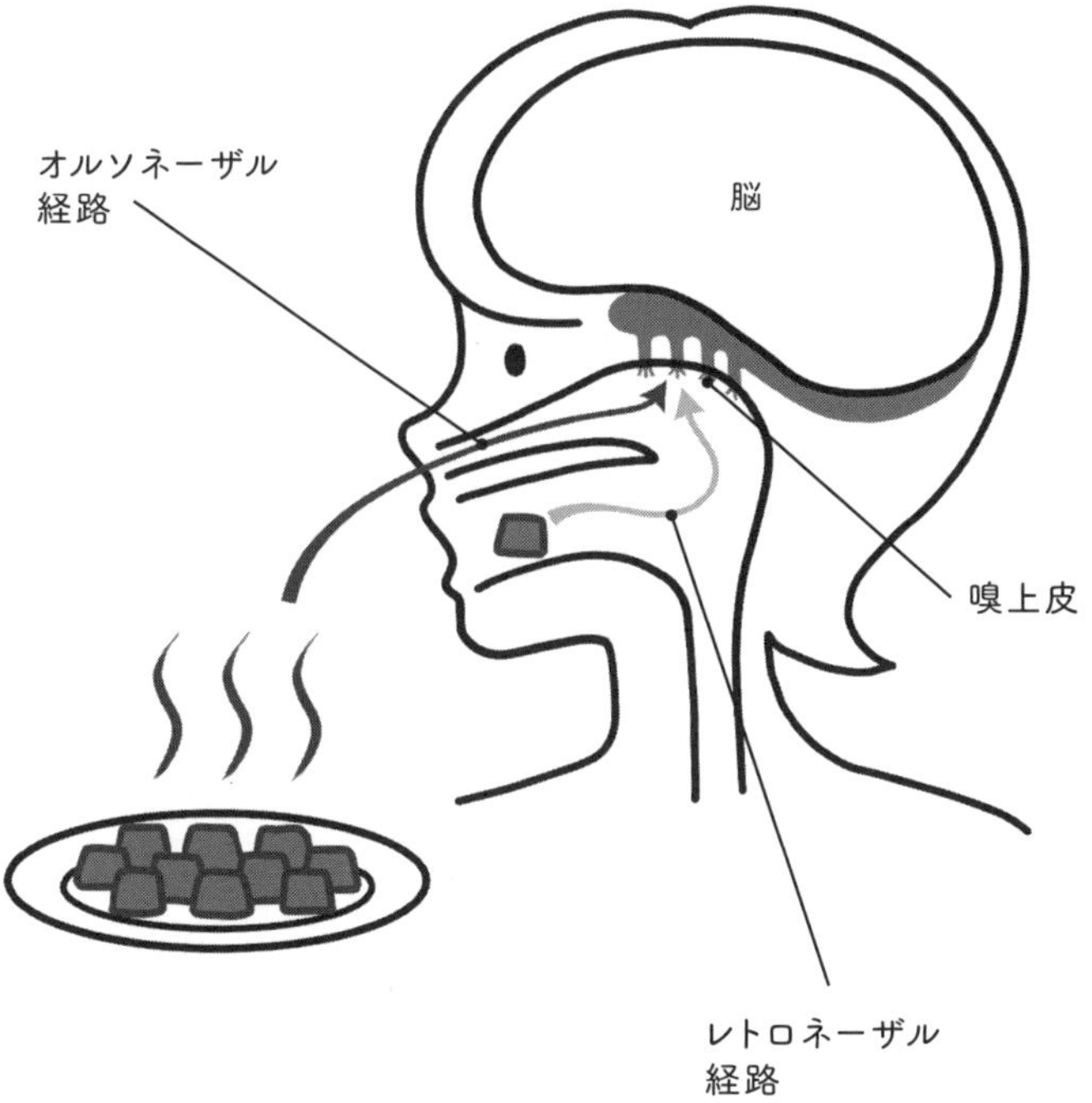

じ状態で、レトロネーザル経路が働かなくなります。コーヒーの良い香りがせず、ただ苦いだけの液体になるはずです。

嗅覚がいちばん鋭い動物は、アフリカゾウだった!?

いま、本当にコーヒーを飲んだ方もいるでしょう。コーヒーブレイクに読んでいただく話として、においについてちょっとおもしろい話を紹介します。

それは、東京大学大学院農学生命科学研究科の新村芳人先生の話です。先生の専門は、嗅覚遺伝子の研究です。先生の研究によると、感覚に関する遺伝子の中で、嗅覚に使う遺伝子が最も多いとのことです。それだけ、嗅覚は大切という証拠です。

また、嗅覚そのものに関しては、鳥類は空を飛ぶため、嗅覚はあまり鋭くないそうです。嗅覚が鋭い動物は、地面をはったり、歩いている動物だといいます。

こうした動物は、鼻がいちばん先頭にあります。そのため嗅覚が鋭くなるということですが、動物の中で嗅覚がいちばん鋭いのはアフリカゾウだそうです。

人間の場合、嗅覚の遺伝子は約400個です。アフリカゾウの遺伝子は約2000個で、犬の2倍以上、人間の約5倍に相当します。

この次がおもしろいのです。

ケニアには、マサイとカンバの2つの民族集団があります。アフリカゾウは、この2つの民族集団をにおいで区別できるのです。

マサイの青年は、勇猛さを示すため、槍でアフリカゾウの狩りを行う習性があります。一方のカンバは農耕民族で、ゾウ狩りをすることはありません。

マサイとカンバの人に1週間Tシャツを着てもらい、それをアフリカゾウのそばに近づけます。すると、マサイの人が着ていたTシャツでは一目散に逃げますが、カンバの人が着ていたTシャツでは反応しないのです。

鼻がおかしくなると、きれいな声が出なくなる

話が脱線しましたが、おもしろいと思いませんか？ 話を人間の鼻に戻すとして、鼻は発声にも関係しています。

「声は、喉にある声帯が出してるんじゃないの？」

こう思っている方が多いのですが、発声は喉、鼻、気管、肺、横隔膜まで全部を使っています。つまり、このうちのどこに異常があっても、声はおかしくなります。

「開鼻声」と「閉鼻声」という言葉があります。開鼻声は鼻がつまっていない状態の声、閉鼻声は鼻づまりの声になります。この言葉があるように、鼻によって声は変わります。

「あなたの声は良い声ですね」

「すごく魅力的な声ですね。こういう声の人はなかなかいませんよ」

会う人ごとに、こうほめられる方がいます。こうした方に、鼻の通りが悪い人はいません。鼻の通りが悪いと、ほめられるような声が出てきようがないのです。

逆に、そうしたすばらしい声を持って生まれても、鼻づまりになったりするとどうでしょう？　せっかくの声が生きてきません。とてももったいないことです。

実は、声は頬から出ています。鼻の奥にある空洞で、共鳴させているのです。

「頬から声を出す」

ある歌手は、自分の発声法をこう述べていました。発声の専門家であるプロフェッショナル・ボイスユーザーは、そこに気づいています。私はそうした方々に発声法を指導しています。

アナウンサー、歌手、電話オペレーター、お笑い芸人など……、こうした職業の方は、「プロフェッショナル・ボイスユーザー」といいます。

プロフェッショナル・ボイスユーザーの発声治療に、鼻の通りは欠かせません。声を職業としている方で、声に不安を持っている方、もっときれいに発声したい方は、鼻を治す必要があります。

当院には、プロフェッショナル・ボイスユーザーが治療に来院します。鼻の通りを良くし、きれいな発声がしたいからです。

鼻は、身体の空気清浄機・加湿器・エアコン

鼻には、家電と同じような働きがある

呼吸する、においを嗅ぐ、発声に関係する。

いま、鼻の3つの働きを説明しました。

「もうそろそろ治療の話になっても……」

ひどい鼻炎でつらい思いをしている方は、こう思っておられるかもしれません。

薬が手放せるようになる治療については、3章以降でしっかりお話しします。その前に、もう少し鼻の働きの話につき合ってください。

「鼻って大切なだけでなく、すごいんだな」

もう少し読まれたあと、あなたはきっとこう思われることでしょう。序章の最後で

もお話しましたが、治療後には、この気持ちが再発を防ぎます。

「鼻は、身体の空気清浄機・加湿器・エアコン」

この項目のタイトルを見て、「それ、本当?」と首をかしげた方もいるでしょう。

これは、決してウソではありません。鼻に、便利な家電のような働きがあることは間違いありません。

「汚れた都会の空気も、きれいで暖かい田舎の空気のようになる」

ある医科大学の耳鼻咽喉科教授は、鼻の働きをこう表現しています。

ここでは、空気清浄機としての鼻の働き、加湿器としての働き、エアコンとしての働きを紹介します。

空気清浄機の機能で、入ってくる空気をきれいにする

まず、空気清浄機としての鼻の働きです。

家電の空気清浄機は室内の空気を取り込み、フィルターをかけます。フィルターでチリ、ホコリ、花粉、タバコの煙などを処理し、きれいな空気を室内に送り出します。

花粉症などの人は、家の中で花粉が舞わないように空気清浄機を使っているでしょう。お父さんがタバコを吸う家庭では、子どもたちがタバコの煙（副流煙）を吸わないように、お父さんの部屋に空気清浄機を備えつけている家もあります。最近はＰＭ２・５なども問題になっていますから、空気清浄機には大きな役目があります。

鼻には、この空気清浄機と同じような働きがあります。

私たちは、１日に１万～２万リットルという大量の空気を吸い込んでいます。その中には、細菌やウイルス、チリやホコリ、花粉などいろいろな異物が含まれています。異物というのは、私たちの身体が本来は必要としないもので、有害な物質も少なくありません。

鼻の最初のフィルターは、鼻毛です。大きな異物（大きなチリやホコリ）は、鼻毛というフィルターで捕まえます。それでも、小さなチリやホコリは、中に侵入してきます。

次のフィルターは、鼻水です。鼻の粘膜には、つねにネバネバした液体（粘液）が分泌されています。その量は、１日１リットルにもなります。

「１日１リットルの鼻水？　本当なの？」

そう思われるのも無理はありませんが、それほど大量の鼻水が分泌されています。鼻毛を抜けて入ってきた小さな異物は、この粘液にくっつきます。鼻の粘膜の表面には、細かい毛のようなもの（線毛）があります。線毛は、異物がくっついた鼻水を後ろのほう（喉のほう）へ送ります。

飲み込まれた異物の一部は、タンとして排出されます。タンとして排出されなかったものは胃に入って胃酸のシャワーを浴び、有害な物質は無害化されます。その後、身体の外に排出されることになります。

加湿器の機能で、空気を加湿して身体の中に取り込む

加湿器も、便利な家電の一つです。鼻から息を吸うと、鼻は加湿器と同じような働きをします。

吸い込まれた空気は、鼻のフィルターできれいな空気になっています。

そのきれいな空気を、鼻は加湿します。このときも、1日1リットルもの鼻水が働きます。1リットルの鼻水のうち、加湿には約700ミリリットルが使われます。こ

れだけの鼻水が、空気に適度な湿気を与えるために用いられているのです。

鼻から息を吸った場合、加湿率はだいたい75～90％になります。この加湿の働きがないと、乾燥した空気が直接喉や肺に送られることになります。そうなると、喉や肺を傷めやすくなります。

エアコンの機能で、身体にある空気の温度を調節する

エアコンは、家庭の必需品です。

鼻は、このエアコンと同じような働きをします。

空気を室内に送り込む前に、家電のエアコンは、フィルターで外気をきれいな空気にします。最初にお話した鼻のフィルターとしての働きも、エアコンとしての鼻の働きになります。

鼻から息を吸うと空気はきれいになり、前項で説明したように、加湿されます。

そして、その空気を温めます。鼻の粘膜にはたくさんの毛細血管が張りめぐらされていて、その毛細血管で、冷たい空気は温められます。

鼻は体内環境を守る家電

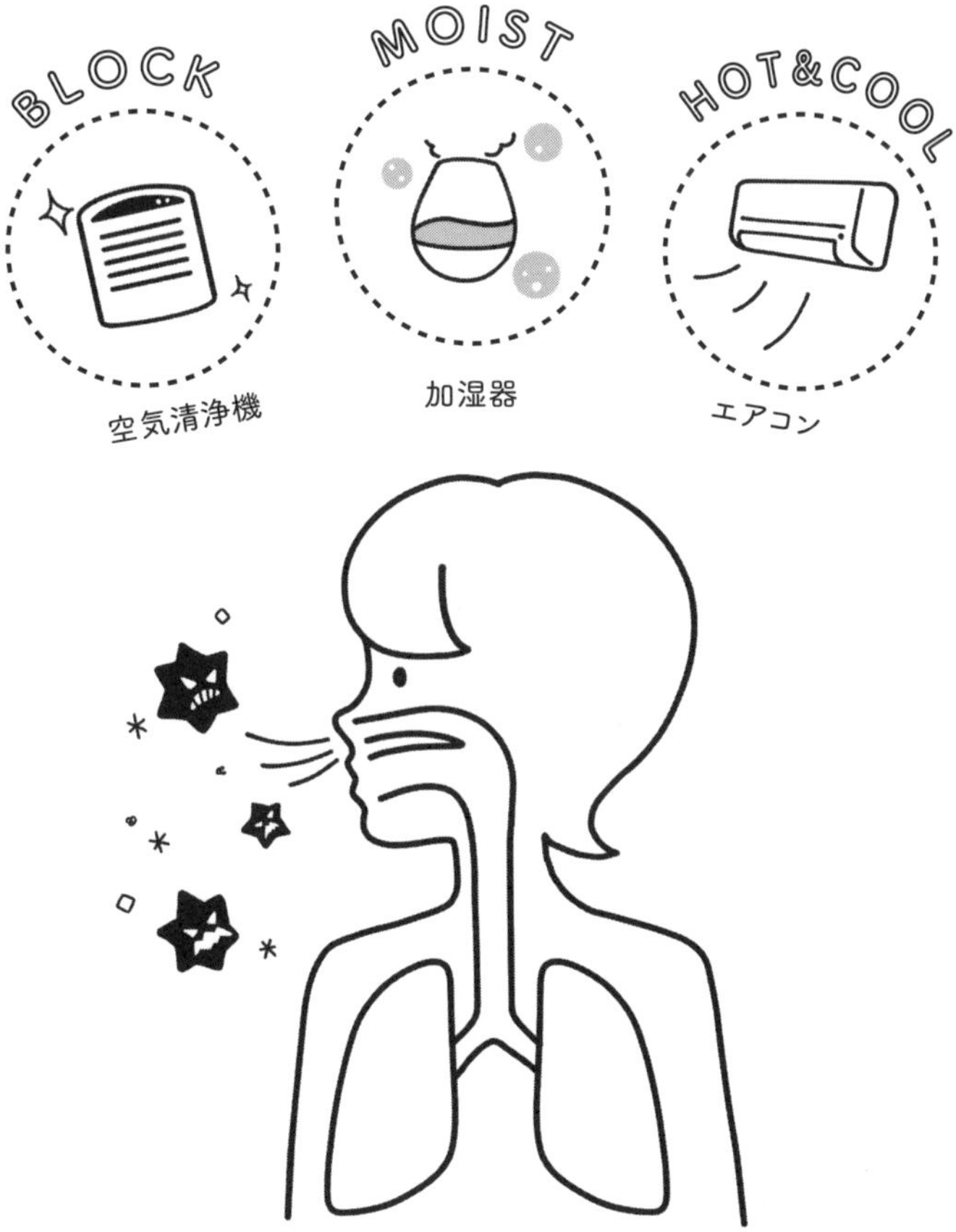

たとえば、22・5℃だった空気は、鼻で33・4℃にまで温められます。外気が0℃でも、気管に到達する頃には、吸った空気がほぼ体温の36℃まで温められます。

なぜ、ここまで温められるのでしょうか?

実は、鼻の中には空洞(副鼻腔)があります。その空洞の総表面積は新聞紙1枚くらいの広さになります。短い距離しかないものの、粘膜の毛細血管がたくさんあるおかげで十分に温めることができるのです。

加湿され、温められたきれいな空気は、身体の中(咽頭や気管)に送られます。

鼻から息を吐くときは、逆のことが起こります。身体の中の空気の温度を下げ、身体の外に出すのです。このとき、温度が3~4℃低下します。

下がったこの温度で血液の温度が下がり、冷やされた血液が脳を冷やします。この働きがないと、脳に行く血液の温度が高くなります。分かりやすい表現をすると、キレやすくなるということです。

エアコンは、季節によって温風と冷風の切り替えを行います。鼻も、呼吸ごとにエアコンと同じような働きをしています。

とても、すぐれもののエアコンなのです。

嫌な鼻炎の症状は、身体の防御反応だった

くしゃみ・鼻水・鼻づまりは、身体を守るための行動

鼻トラブルは、あなたを守る反応だった――。

鼻のいろいろな働きの次に知っていただきたいことは、これです。

鼻炎という鼻トラブルの代表的な症状は、くしゃみ、鼻水、鼻づまりです。ひどい鼻炎で悩んでいる方は、「こうした症状がなければ……」と思うものです。

しかし、これらはあなたの身体を守る働きです。身体の防御反応なのです。

空気中には、チリやホコリ、排気ガスのような化学物質が浮かんでいます。細菌も、漂っています。こうしたものはみな、身体に必要のない異物です。くしゃみ、鼻水、鼻づまりは、身体に必要のない異物を身体の外に出そうとする働きなのです。

先にもお話したように、大きな異物は鼻毛でつかまえます。鼻毛をすり抜けた小さな異物は、鼻の粘膜にくっつきます。異物が鼻の粘膜にくっつくと、粘膜の下にある神経が刺激されます。すると、くしゃみが起こります。くしゃみは、鼻の中に入った異物を外に吹き飛ばすために起こります。異物が、気道や肺にまで入っていかないようにするためです。くしゃみの風速は、なんと時速100キロにも達します。それだけのすごい風速で、異物を吹き飛ばすのです。

では、鼻水はどうでしょうか？

繰り返しになりますが、鼻の粘膜には、1日に1リットルもの鼻水が分泌されています。知らず知らずのうちに、私たちはその鼻水を飲み込んでいます。つばと同じです。鼻水が乾くと固形物になりますが、これがいわゆる「鼻くそ」です。

風邪を引いたり、花粉症になったりすると、普段より大量の鼻水が分泌されます。侵入してきた風邪ウイルスや花粉を洗い流すために、大量に分泌されるのです。そして、鼻から鼻水があふれることになり、鼻をかむことになります。

最後に、鼻づまりはどうでしょうか？

鼻の中には、無数の血管が張りめぐらされています。鼻づまりは、その血管が広がって鼻粘膜が腫れて起こります。この鼻づまりは、異物を身体の中に入れないようにするために起こります。

また、外気が異常に低い場合も、鼻づまりが起こります。この場合は粘膜が腫れて鼻づまりを起こし、あまりにも冷たい空気が入らないように身体を守るのです。

鼻炎の嫌ないろいろな症状も、もともとは正常な防御反応――。

私たちの鼻は、健康を守る最前線といえます。いかがでしょうか、このことが分かっていただけたと思います。

身体を守る働きが、問題の種になってしまっている

嫌な鼻炎の症状は、身体を守る反応でした。鼻炎の症状だけでもつらいのに、さらにその反応が新しい問題の種になってしまうのです。

たとえば、鼻づまりです。

鼻の奥には、耳管があります。この耳管は鼻のいちばん後ろを通っていて、耳につながっています。この耳管を通り、鼻から吸った空気が耳に抜けます。あくびしたり、

飲み込んだりするたびに、ここの空気が動いて調節しています。気圧が変化したとき、ツバを飲み込むと耳鳴りが消えます。ダイビングなどでは、自分で自己通気しながら潜っていきます。これも鼻が通っていて、耳管があるからできることです。

鼻がつまると、耳管にも影響が出ます。その結果、急性中耳炎や滲出性中耳炎になるケースが少なくありません。ひどい鼻炎の患者さんの中には、こうした中耳炎を併せて起こしている方が多いのです。

鼻では、鼻水のほとんどは、線毛の働きで後ろ（喉のほう）に流れていきます。アレルギー性鼻炎の鼻水は、水っぽい鼻水（水様性鼻汁）です。ポタポタと前に出てきたりしますが、ほとんどは後ろに流れます。1日1リットルくらいの鼻水のほとんどが後ろに流れ、喉にいきます。

蓄のう症では、口を開けると、喉ちんこの裏側にウミが落ちてきているのが見えます（後鼻漏）。これが原因で肺炎を起こしたり、気管支炎を起こしたりする場合もあります。「後鼻漏が原因で、肺炎（あるいは気管支炎）になっている可能性がある。まずはそちらで鼻を治してほしい」と呼吸器の先生から、患者さんが紹介されてくることもあります。

鼻づまりによる口呼吸は、健康トラブルの引き金

口呼吸は、どうして起きるのか？

患者さんにとって、鼻炎の症状はとてもつらいものです。

「鼻炎がひどいのはつらいことだけど、命に別状があるわけでもないし……」

鼻炎に苦しみながら、こう思っている方も多いかもしれません。しかし、もっと知っていただきたい大きな問題があります。

ひどい鼻炎は、口呼吸を招く——。

このことを、ぜひ知っていただきたいのです。なぜなら、口呼吸はいろいろな健康トラブルの原因になるからです。この怖さを知っていただくために、ここで口呼吸の話をしたいと思います。

鼻がつまっていると、鼻呼吸がしづらくなります。そのままでは息を止めた状態になりますから、口を使って呼吸することになります。それが「口呼吸」です。

口呼吸と鼻呼吸では、とても大きな違いがあります。

先にお話しましたが、鼻呼吸は肺胞がふくらみます。肺胞は、酸素と二酸化炭素の交換を行う大切な場所です。鼻呼吸では、肺胞をふくらませる一酸化窒素の働きもありました。鼻呼吸をすると、血液の中に酸素が豊富に取り込まれます。

口呼吸では、空気が十分に肺に行きません。さらに一酸化窒素の働きもなく、肺胞が十分にふくらみません。こうなると、血液の中に酸素が十分に取り込めず、脳の酸素が不足しがちになります。私たちの脳は、酸素がなければ十分に働けません。集中力も、持続力も、脳が働いた結果です。酸素不足で脳が十分に働けなくなると、集中力が低下したり、持続力がなくなったりします。また、体力も持たなくなります。

鼻づまり以外でも、口呼吸をすることがあります。スポーツをしたとき、電車に乗り遅れそうなとき、横断歩道を急いで渡るとき……。こうしたとき、私たちは早足になったり、走ったりします。そのあと口でハァハァと息をします。このときに口呼吸をする理由は、鼻呼吸だけでは酸素を補いきれないからです。

口呼吸をしてしまうのは、人間だけ!?

普通の動物（「人間以外の」という意味です）にとっては、口は食べるだけのものです。呼吸は鼻でしかできません。

人間も普通は口から食べ、鼻で呼吸しています。

それが自然な形なのですが、人間は口を呼吸に使うこともできます。人間の口は、気道を通して肺につながっています。だから、口呼吸も可能なのです。

「犬は、よく口を開けてハァハァしている。あれは口呼吸とは違うの？」

たしかに、犬は口を開けて呼吸しているように見えます。しかし、あれは私たちの口呼吸とは違います。

私たちは、皮膚の表面に汗腺があります。温度が高いときは汗腺が開き、そこから水分が蒸発します。そのことで気化熱が生まれ、身体の熱を逃がしています。それが私たちの体温調節になります。

ところが犬には、この汗腺がありません。寒冷地の狼が先祖だからといわれていますが、身体の熱を逃がすために、口を使ってハァハァするしかないのです。

犬も、呼吸は鼻呼吸です。動物にとって鼻呼吸こそ自然の呼吸法なのです。

人間も、生まれてから1歳くらいまでは鼻呼吸だけです。赤ちゃんは母乳を飲みながらでも、呼吸できます。母乳を飲むために口を使っていますが、鼻でちゃんと呼吸しているのです。

もし、赤ちゃんが鼻づまりになるとどうなるでしょうか？

赤ちゃんは鼻呼吸しかできないため、これは大変なことです。お母さんが吸い出してあげたりしない限り、呼吸はできません。

それがだんだん片言の言葉を話しはじめていき、それにともなって徐々に口呼吸を覚えていきます。鼻づまりになると、その口呼吸が習慣になってしまいます。

口呼吸は、心身にいろいろなトラブルを引き起こす

ここまで、口呼吸について話を進めてきました。その中で、次のように思われた方もきっとあるでしょう。

「口呼吸ってそんなに大問題なの？　そんなに大変なこととは思えないが……」

実は、口呼吸は大問題です。心身にいろいろなトラブルを引き起こすのです。それも、ときには生命に影響をおよぼしかねない病気の原因になります。

鼻から息を吸った場合、空気は22・5℃から33・4℃まで温められる。鼻から息を吸った場合、加湿率は75〜90％——。

鼻の加温と加湿のところで、こういいました。これは鼻水のおかげでした。

口呼吸では、鼻水の恩恵が受けられません。加温率は鼻呼吸の50％程度になり、加湿率は58％まで下がってしまいます。

加湿率が下がるのですから、口呼吸になると口の中が乾燥します。唾液には殺菌消毒作用がありますが、口の中が乾燥すると殺菌消毒作用が不十分になります。

口から喉の入り口に悪玉菌が繁殖し、炎症を起こします。扁桃腺炎菌とか歯肉炎菌などが繁殖します。歯肉炎や歯周病があると細菌がさらに繁殖し、そこから口臭が起こります。

「口呼吸をしている状態は、喉（扁桃腺）が無防備な状態」

製薬会社が、落語家を使ってそんなＣＭを流しています。これは本当のことです。

また、口呼吸になると当然、外から病原菌が侵入しやすくなります。線毛運動も低下し、インフルエンザウイルスやアレルギーを起こすもとになる物質（アレルゲン）を排出する働きが十分に機能しなくなります。

病原菌がいつも侵入するような状態だと、リンパ組織自体が悪玉菌のたまり場になります。そうなると、免疫部隊のリンパ球が十分に働けなくなります。

リンパ球が十分に働けなくなると、免疫機能が低下し、免疫機能が低下すると、ここでは話しきれないほど、病気にかかるリスクが高くなります。

鼻から息を吐くと、温度が3～4℃低下します。その冷やした血液で、脳を冷やしていましたが、口にはそうした働きがありません。これだと、脳がオーバーヒートのような状態になり、キレやすくなります。

キレやすくなると、周囲との摩擦が多くなります。周囲のトラブルから、精神的なところにも悪影響がおよんだりします。

口呼吸が引き起こすさまざまな問題

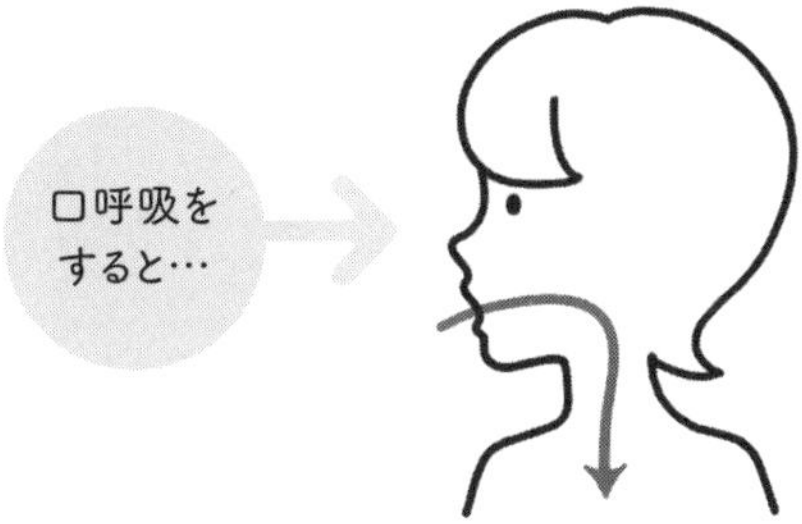

口が乾燥する
↓
殺菌消毒作用低下

扁桃腺炎菌や
歯周病菌
などの増殖

外部から
病原菌が入りやすい
↓
免疫機能低下

さまざまな病気に
感染する
リスクの増加

血液温度が
下がらない
↓
脳機能低下

キレやすくなる、
精神が不安定に
なるといった
トラブルの増加

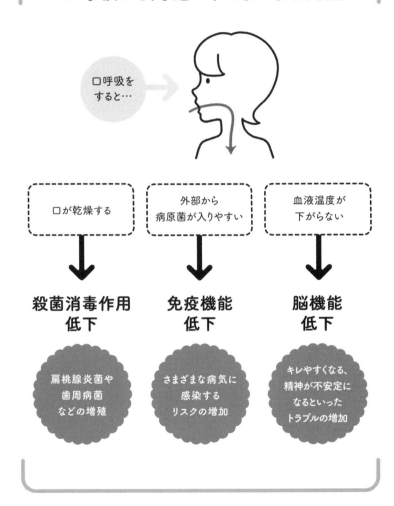

口呼吸は、睡眠時無呼吸症候群を招く

睡眠時無呼吸症候群とは、どんな病気なのか？

口呼吸はまた、睡眠時無呼吸症候群を引き起こします。この睡眠時無呼吸症候群が大きな問題になるのです。

「鼻づまりから口呼吸になることは分かったけど、なぜ口呼吸で睡眠時無呼吸症候群になるの？」

次に、この疑問が出てきます。あなたもたぶん、そう思ったでしょう。その答えの前に、睡眠時無呼吸症候群について少しだけお話します。

私たち医師の間では、睡眠時無呼吸症候群は「サス（ＳＡＳ）」といいます。英語の「Sleep Apnea Syndrome」を省略したものです。

睡眠時無呼吸症候群は、２００３年2月に起きたJR新幹線の事故で一躍有名になりました。事故を起こした列車は、東京発広島行きの「ひかり１２６号」でした。

山陽新幹線岡山駅で、この列車は停車位置より１００メートル手前で緊急停止しました。ATS（自動列車制御装置）が作動したためでしたが、車掌があわてて運転席に駆けつけると、運転士は居眠りをしていたのです。

運転士は、新倉敷駅付近で眠気に襲われ、車掌に起こされるまで意識がありませんでした。その間約26キロ、8分ほどにわたり、居眠りしたまま最高時速約２７０キロで走っていたのです。

その後の検査で、この運転士は睡眠時無呼吸症候群と診断されています。事故前日は十分に睡眠を取っていたようで、本人にも自覚症状がありませんでした。この運転士は、睡眠時無呼吸症候群の典型的タイプだったのです。

睡眠時無呼吸症候群は、次の2つの要素から診断されます。

◉無呼吸……10秒以上呼吸が止まる状態。この無呼吸が1時間に起こる回数を、「無呼吸指数（AI）」という

◉低呼吸……これは無呼吸にはなっていないが、もう少しで無呼吸になりそうな状態。

1時間あたりの呼吸が50％以下に低下する回数を「低呼吸指数（HI）」と呼ぶ

1時間に、この無呼吸指数と低呼吸指数が起きた合計回数を、「無呼吸・低呼吸指数（AHI）」といいます。この合計が1時間に5回以上、あるいは一晩（7時間以上）に30回以上ある場合、睡眠時無呼吸症候群と診断されます。

◉**軽症**……合計が1時間に5回以上15回未満の場合

◉**中等症**……合計が1時間に30回未満の場合

◉**重症**……合計が1時間に30回以上ある場合

基本的に、これが睡眠時無呼吸症候群の診断基準になります。

口呼吸になると、なぜ睡眠時無呼吸症候群になるのか？

「口呼吸になると、なぜ睡眠時無呼吸症候群になるの？　答えを早く教えて！」じれている方もおられるでしょう。ここで、口呼吸になると睡眠時無呼吸症候群になる理由をお話しましょう。

寝ているとき、鼻づまりがなければ鼻呼吸をしています。そのほうが楽に呼吸ができるからです。ところが鼻づまりになると、鼻で呼吸ができないために、口呼吸になってしまいます。ここまでは、理解していただけていると思います。

健康な人でも、仰向けに寝ると、重力で舌や軟口蓋（上顎の喉に近い部分）が下がります。そのため、空気の通り道である気道が狭くなります。

口呼吸で仰向けになると、舌のつけ根の部分が落ち込んで気道をふさぎやすくなります。これを「舌根沈下」といいますが、呼吸がうまくできなくなります（次ページ図）。さらに、寝ているときは交感神経が休み、副交感神経が働いています。そのため、喉や首の周りの筋肉の緊張も解けています。ただ、その程度では、気道が完全につまったりはしませんし、無呼吸になることもありません。

鼻炎から口呼吸になっている方で、肥満のために喉の内側に脂肪がついている、扁桃肥大がある、下顎が小さい、気道がもともと狭いといった方は、仰向けに寝た場合、気道がさらに狭くなってしまいます。

道が次第に狭まると、イビキがひどくなっていきます。そして、気道がほぼふさがってしまうと、呼吸が止まり、無呼吸になります。

仰向けになったときの気道の状態

鼻呼吸の場合

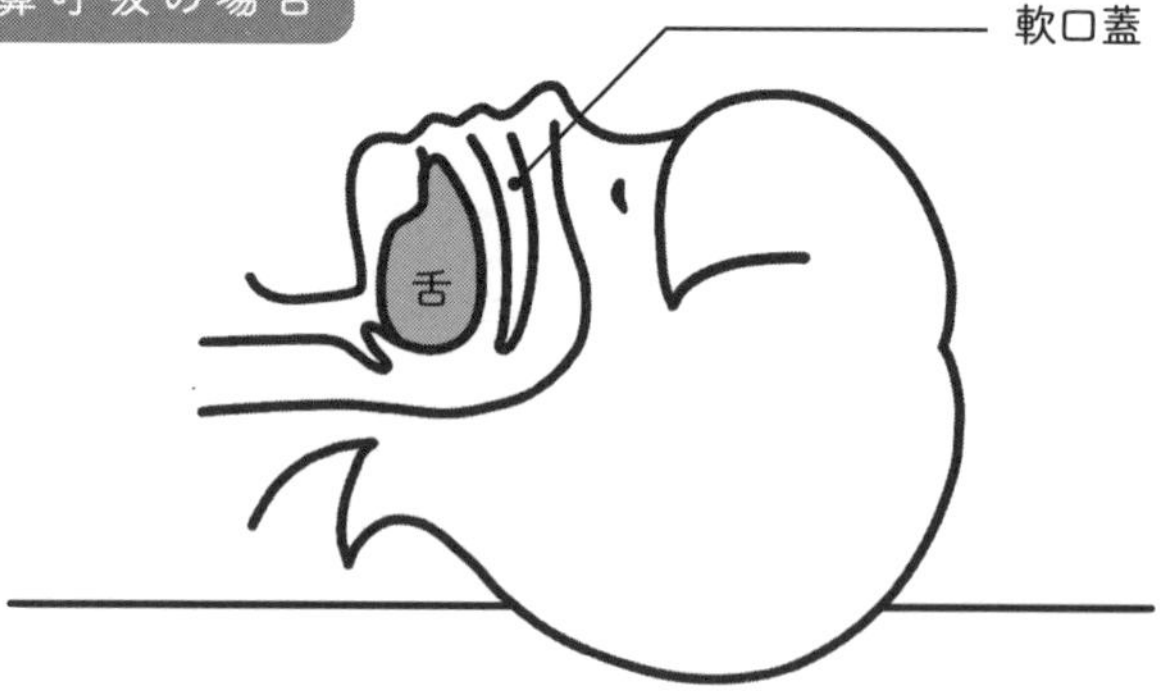

口呼吸の場合

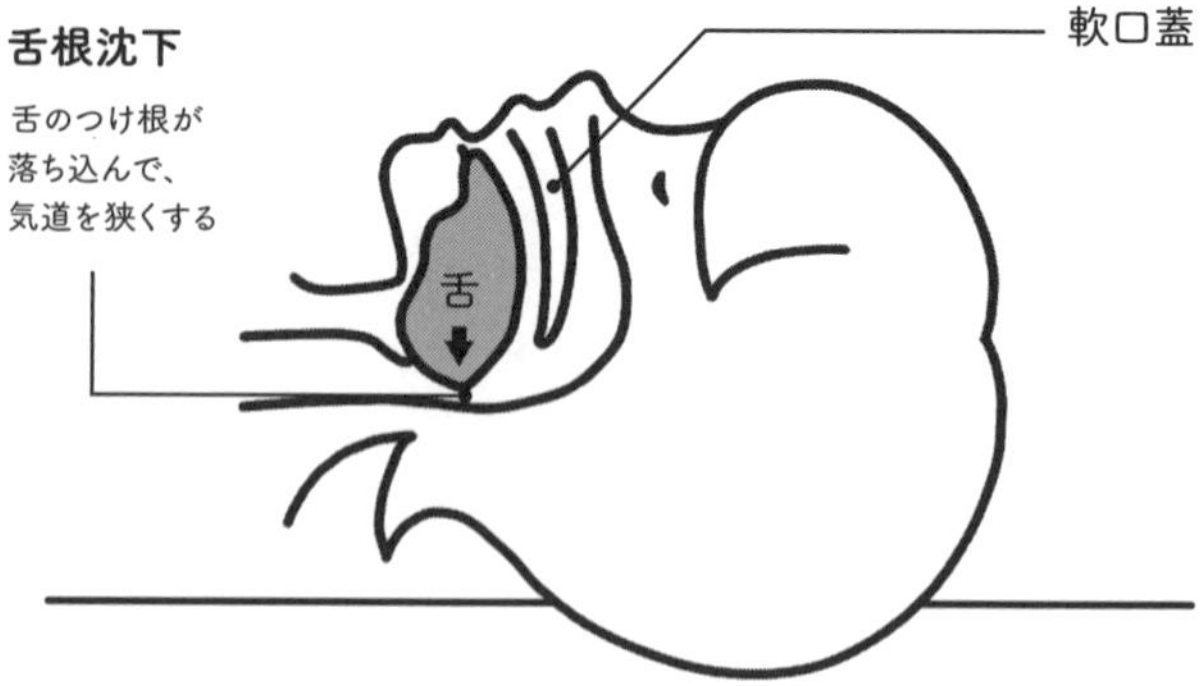

睡眠時無呼吸症候群かどうかを調べる装置があります。

装置は「アプノモニター」といいますが、これをつけて寝ていただき、酸素濃度とイビキを測定します。寝ている間に酸素濃度がどのくらい下がっているか、呼吸数はどうかといったデータが全部記録され、無呼吸指数と低呼吸指数が出ます。

病院の場合、２泊３日でデータを取ります。先に紹介したガイドラインに基づき、そのデータによって診断をつけます。

重症になると、夜寝るときに「シーパップ」という装置をつけて寝ます。寝ている間に息が止まると、この装置は自然に空気を送り込みます。しかし、鼻がつまっているとこれができないため、先に鼻を治すことになります。

睡眠時無呼吸症候群は、心筋梗塞や脳卒中のリスクを高める

睡眠時無呼吸症候群になると、いろいろな病気が心配になります。

先の東海道新幹線の運転士は、意識を失ってしまいました。これ以外にも、いろいろな病気のリスクが高まります。

無呼吸は呼吸停止ですから、酸素と二酸化炭素のガス交換ができていません。

私たちが普通に呼吸しているとき、血液中の酸素濃度は96〜100％に保たれています。重症の睡眠時無呼吸症候群になると、睡眠時の血中酸素濃度は60％にまで落ち込みます。

こんな低酸素状態では、酸素マスクが手放せません。ちょうど、エベレストに登ったときのような血中酸素濃度だからです。

しかし、昼間の呼吸によって、血液中には大量の酸素が溶け込んでいるため、寝ている間に、血中酸素濃度が極端に低下することはめったにありません。

ただし、この状態が毎晩、それも数回から数十回も起こります。しかも、何年にもわたって繰り返されます。頻繁に無呼吸になると酸素が失われ、意識を失ったり、睡眠中に死亡することすら起こるのです。

「睡眠時無呼吸症候群になると、夜間の心臓突然死は2・6倍になる」

日本でも、こうした怖い報告があります。

そこまではいかなくても、全身に十分な酸素が届けられないため、睡眠の質が悪化し、昼間に強烈な眠気に襲われます。

また、無呼吸が続くと、酸素の薄い血液が身体の中に増えます。その分、心臓は血液の量を増やさないといけなくなります。ここから不整脈や高血圧、心肥大になりやすいリスクが生まれてくるのです。

睡眠時無呼吸症候群になると、酸欠状態から息苦しさを感じ、目が覚めるようになります。重症の人では、自分では自覚がなくても、検査してみると一晩に１００回以上も脳が覚醒している方がいます。

鼻呼吸でリラックスして寝ているときは、副交感神経が優位になっています。脳が覚醒している状態は、休んでいるはずの交感神経が活動していることを示します。

寝ているときも交感神経の緊張状態が続くようになると、自律神経のバランスが崩れます。ホルモンのバランスも乱れ、いずれは高血圧、糖尿病、狭心症、心筋梗塞、脳卒中など、いろいろな病気の発症や悪化につながっていくことになります。

第2章

あなたの鼻炎は立派な病気である

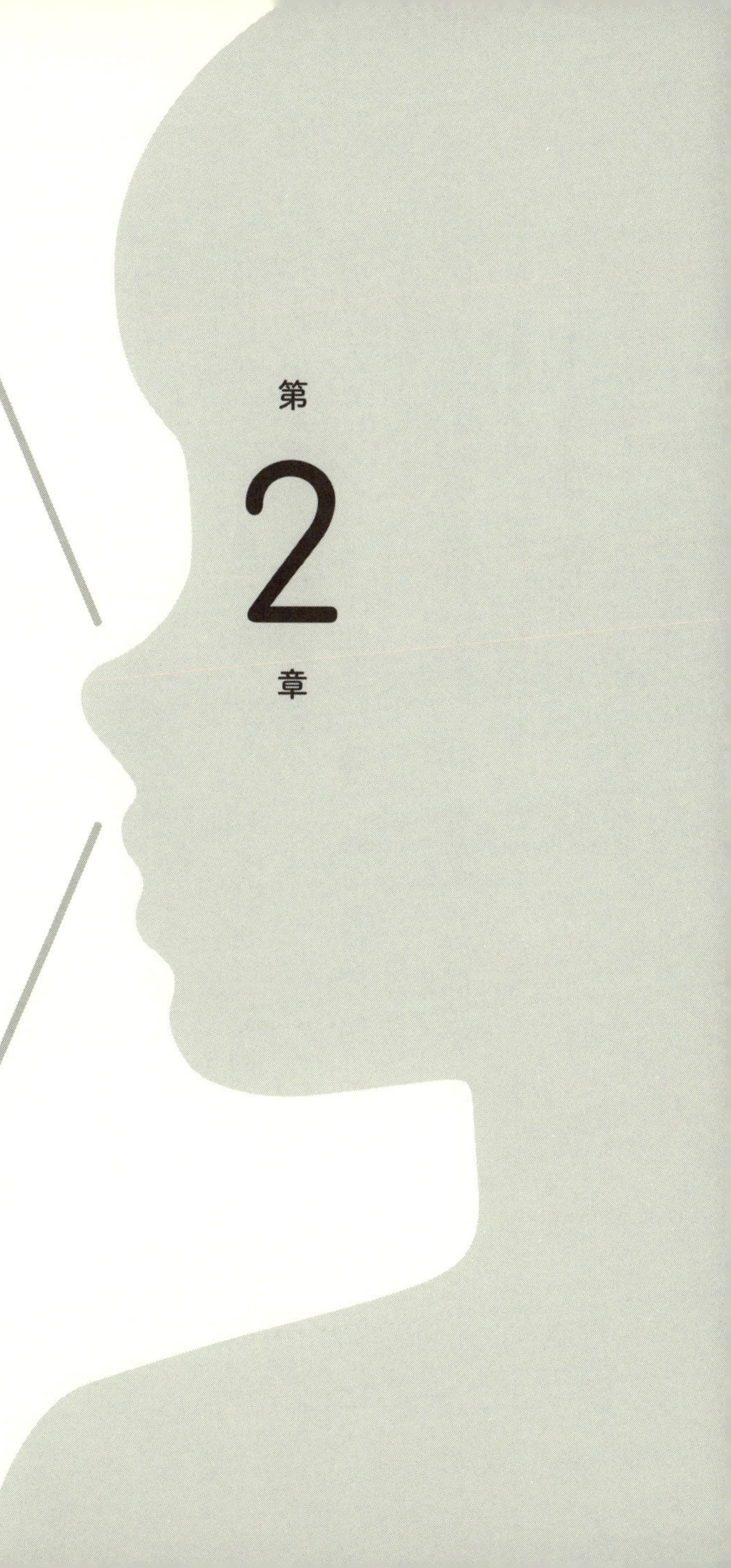

アレルギー性鼻炎は、日本人の国民病

大人も子どもも、アレルギー性鼻炎に悩んでいる

口呼吸になってしまう場合、そのほとんどはひどい鼻炎が原因です。そのひどい鼻炎が、アレルギー性鼻炎と蓄のう症です。

この第2章では、アレルギー性鼻炎と蓄のう症の全体像に関して、おおまかにお話していきます。

アレルギー性鼻炎も有名になりましたが、成人では30〜40%、子どもでは40%がアレルギー性鼻炎で苦しい思いをしているといわれています。

アレルギー性鼻炎は、国民病――。

この数字を見ると、そう思わざるをえません。

「風邪だと思うんですが、なかなか治らなくて……」

「くしゃみと鼻づまりがひどくて。たぶん、風邪だと思いますが……」

患者さんの中には、自分で病名を決めて来院する方もいます。

患者さん本人は「風邪では……」と思い込んでいるのですが、実はアレルギー性鼻炎ということもあります。

風邪でも、くしゃみや鼻水、鼻づまりは起こります。これは急性鼻炎といいますが、風邪の場合のこうした症状はそう長続きはしません。せいぜい1週間もすれば治ります。それで治らない場合は、風邪以外の病気を疑う必要があります。

その中で、アレルギー性鼻炎の可能性は高いといえます。アレルギー性鼻炎は、鼻の中でアレルギー反応が起こるものです。

くしゃみ、鼻水、鼻づまりなどの鼻の症状以外に、涙目や目のかゆみ、咳、頭痛、だるさといった症状があらわれます。こうした症状があっても、アレルギー反応による場合のみをアレルギー性鼻炎といいます。

症状は毎日起こり、ひどくなると発熱をともなったりします。くしゃみも、風邪の症状と違って10回、20回と続けて起こります。

鼻水が濃くなったり、黄色くなったりすることがなく、いつまでも水っぽいことも特徴です。

アレルギー性鼻炎は、左右のどちらか片側にだけ症状が出ることはありません。症状は、左右両側に出ます。これを両側性といいます。

「アレルギー性鼻炎は、遺伝には関係ないのでしょうか？」

患者さんの中には、こんな質問をされる方もいます。

アレルギー性鼻炎は、鼻の粘膜が刺激に対して過剰に反応して起こります。体質、あるいは遺伝的な要素も影響するといわれています。

アレルギー性鼻炎には、2つのパターンがある

アレルギー性鼻炎には、「季節性」と「通年性」の2つがあります。

◉季節性アレルギー性鼻炎……季節によって起こるアレルギー性鼻炎。代表が花粉症で、花粉の舞うシーズンにくしゃみ、鼻水、鼻づまり、鼻のかゆみ、目のかゆみなどがある

◉通年性アレルギー性鼻炎……季節にかかわらず起こるアレルギー性鼻炎。季節を問わず、花粉症のような症状がある。花粉症のシーズンになると、さらにひどくなる

いまは、通年性を「持続性」ということもあります。ここでは、一般になじみの深い「通年性」ということにします。

季節性の代表が花粉症ですが、以下のように花粉症にもいろいろあります。

◉春……スギやヒノキ花粉症が猛威をふるう

◉夏……カモガヤ、ハルガヤといったイネ科の雑草の花粉症がはやる。イネ科の花粉症には、オオアワガエリやギョウギシバといったものもある

◉秋……ブタクサやヨモギなどのキク科の花粉症が出てくる

季節だけでなく、地域による花粉症もあります。

◉関東……夏から秋にかけて、カナムグラの花粉症がある

◉北海道……北海道にスギは自生していないため、基本的にスギ花粉症はほとんどない。その代わり、春にシラカンバの花粉症がある

患者さんの中には、その季節ごとに違う花粉症の症状でつらい思いをしている方も

います。こうなると、もう通年性花粉症、いい換えると通年性アレルギー性鼻炎といっても差し支えないと思います。

最近は、通年性アレルギー性鼻炎が増えています。その原因として、ダニやハウスダストなどが考えられます。

なぜアレルギー性鼻炎になる人と、ならない人がいるのか？

アレルギー性鼻炎の方は、その症状でとてもつらい思いをします。一方、アレルギー性鼻炎とまったく無縁の方もいます。

「なぜ、私だけがアレルギー性鼻炎で苦しまなければならないの！」

こう思われるかもしれませんが、なぜアレルギー性鼻炎は起こるのでしょうか？

原因は、私たちの身体の中にあるマスト細胞（肥満細胞ともいう）です。

身体の外からアレルギーの原因になる物質が入ってくると、鼻の粘膜と接触します。

原因になる物質は、アレルゲンといいます。アレルゲンには、花粉、ホコリ、ダニ、ハウスダストなどがあります。

アレルゲンが鼻の粘膜と接触すると、ある物質が放出されます。この物質を「IgE抗体」といいますが、この物質がマスト細胞とくっつきます。

一度目は何も起こりませんが、マスト細胞の中には、すでにその敵をやっつける物質がつくられています。

その物質が、ヒスタミンという物質です。次に同じ異物が入り込んで抗体とくっつくと、そこでアレルギー反応が起きます。

マスト細胞の中には、ヒスタミンがすでにつくられています。そのヒスタミンが放出されるのです。ヒスタミンは神経に作用して、くしゃみと鼻水、目のかゆみといった症状を引き起こしてしまうわけです。

本来、このアレルギー反応は、異物から身体を守るための働き（「免疫」といいます）です。花粉やホコリなどは、私たちの身体が本来戦うべき相手ではありません。

しかし、私たちの免疫は花粉やホコリなども敵と見なし、戦ってしまうのです。その結果として、つらいアレルギー性鼻炎が引き起こされてしまうことになるのです（次ページ図）。

「同じ環境で暮らしていても、アレルギー性鼻炎にならない人がいます。そうした人

アレルギー性鼻炎が起こる原因

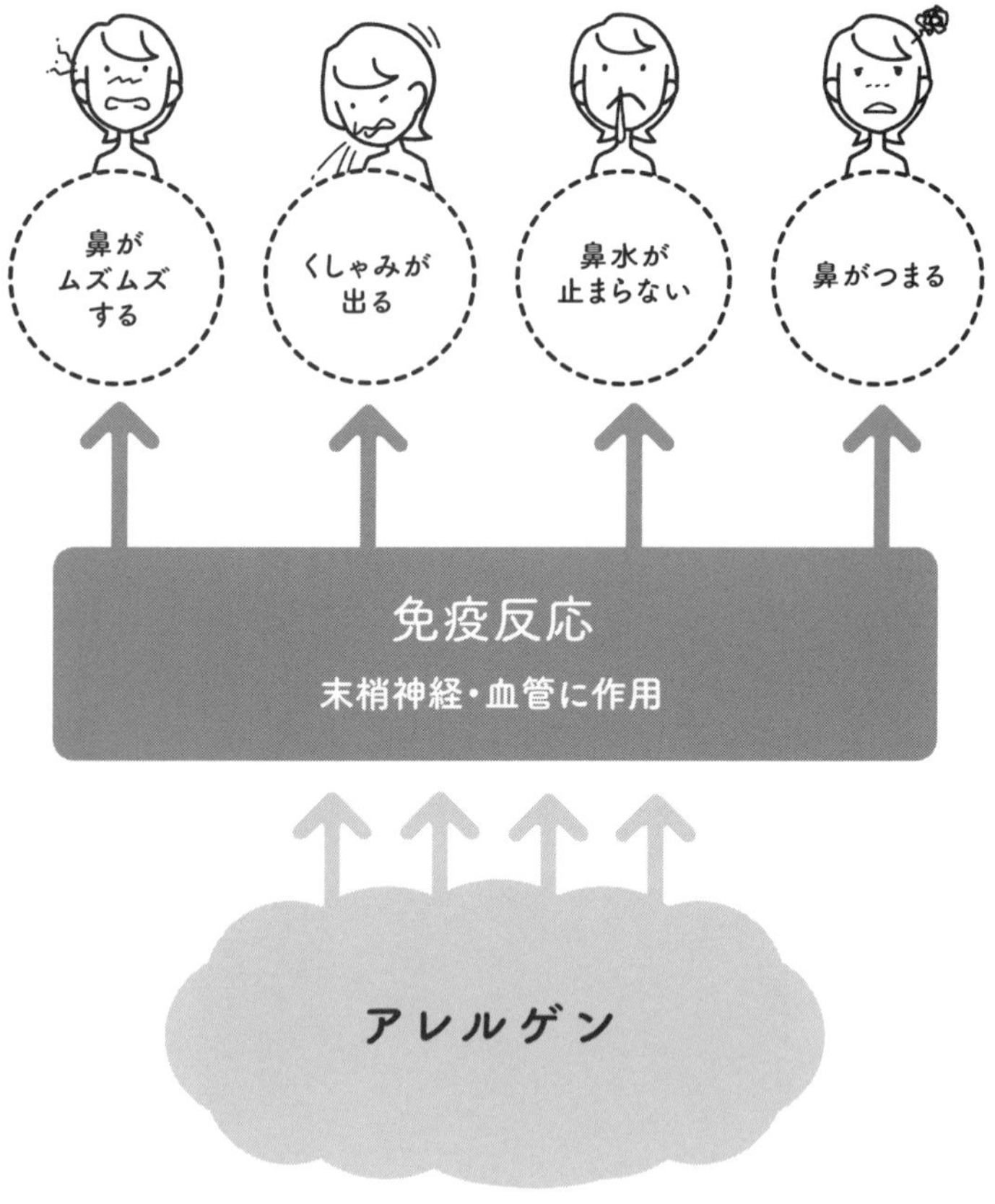

は、どこが違うの？」

患者さんから、こう質問されることもあります。

その違いは、アレルギーを起こしやすい体質を持っているかどうかです。体質は遺伝的なことが関係しますし、これまでの生活の中で何かのきっかけでアレルギーを起こしやすくなったこともあります。

アレルギー性鼻炎の原因として、私は大気汚染も大きいと考えています。

たとえば、和歌山県に串本という漁港があり、その向かいに紀伊大島という島があります。ここには杉林があるのですが、アレルギー性鼻炎の患者さんはほとんどいません。おそらく空気がきれいで、大気汚染の少ないことがその理由ではないかと考えています。

蓄のう症は、鼻にウミがたまる病気

蓄のう症のウミは、鼻のどこにたまるのか?

アレルギー性鼻炎の次に、蓄のう症です。

蓄のう症はウミがたまる病気――。

ほとんどの方に、この知識はあります。では、どこにウミがたまるのでしょうか?

蓄のう症は、医学的には「副鼻腔炎」といいます。ここに、答えのカギがあります。

当たり前のことですが、私たちの鼻には2つの穴が開いています。

この穴の奥には、縦横数センチもある大きな空間(「鼻腔」といいます)が広がっています。この大きな空間に接するように、顔の骨の中に空洞があります。

この空洞は、位置によって4つ(上顎洞、篩骨洞、前頭洞、蝶形骨洞)あります。

ウミがたまる4つの空洞

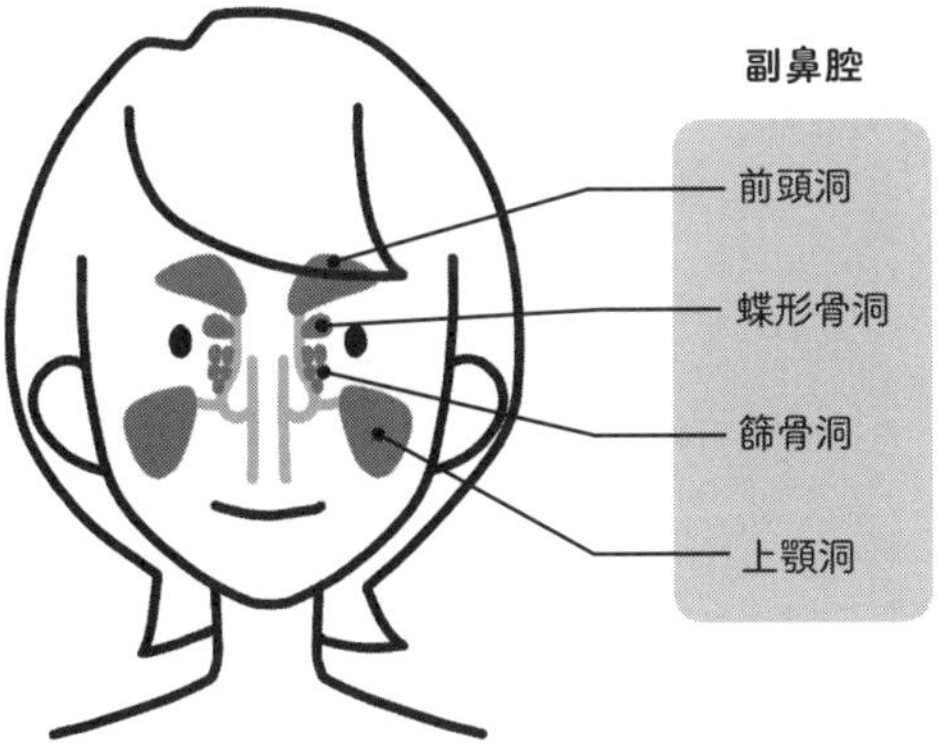

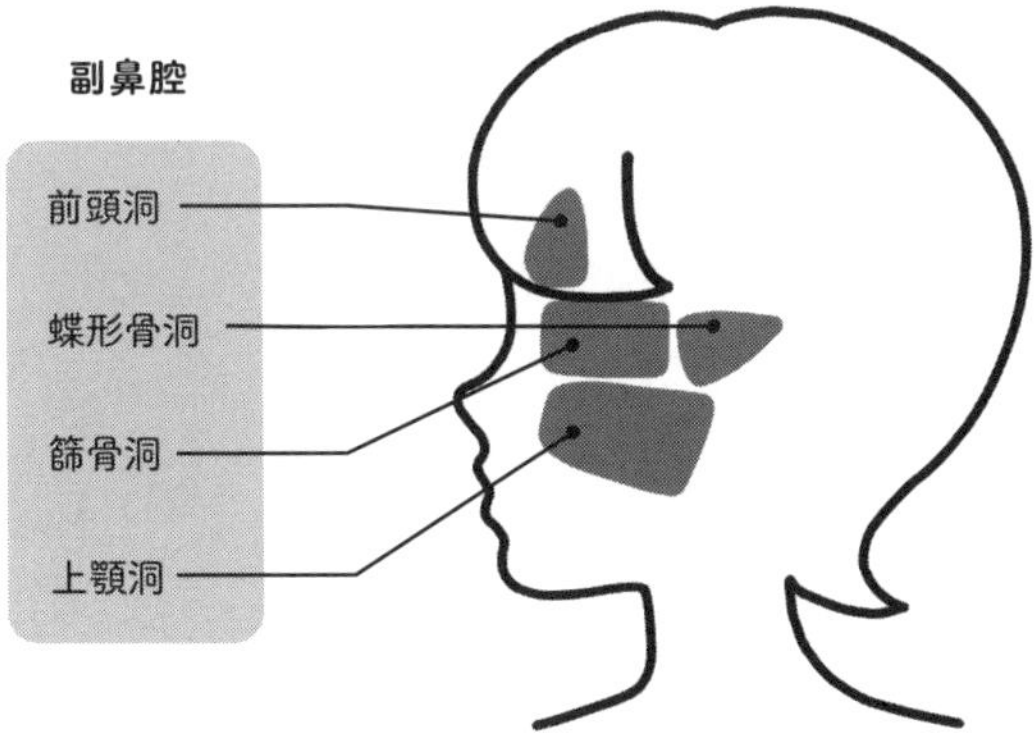

左右対称に、8個の空洞が存在しています（前ページ図）。これが「副鼻腔」ですが、4つの名前を覚える必要はありません。

鼻の奥には空洞がある——。

このことだけを理解していただければ結構です。この4つの空洞に炎症が起きたものが、「副鼻腔炎」です。

副鼻腔炎には、〝急性〟と〝慢性〟があります。急性副鼻腔炎は普通、風邪などに続いて起こります。風邪を引くと誰でも鼻水が出ますが、急性期に適切な治療を行うと症状は改善します。

しかし、風邪を繰り返し引いて、適切な治療をしないと風邪をこじらせます。こうなると鼻の内側が炎症を起こし、慢性化します。慢性化し、空洞にウミがたまったものが蓄のう症です。

また、鼻の中の粘膜の炎症で、ポリープができることがよくあります。そのために、鼻づまりや頭痛がひどくなります。

蓄のう症のウミは、どうしてたまってしまうのか？

蓄のう症は、顔の骨の中の空洞にウミがたまります。

空洞だと、ウミはどこかに流れていきそうな気がするのではないでしょうか？　ではウミは流れていかず、なぜたまるのでしょうか？

人間の顔にある空洞には、自然口と呼ばれる出口があります。粘膜には、鼻水を排出する専門の働きがあります。粘液は線毛の働きで下から上に上がり、この自然口から出ていきます。ただし、自然口は空洞のいちばん上にしかないのです。

「下に自然口があれば、鼻水がスムーズに出て、蓄のう症にならないのでは……」と思われるかもしれません。しかし、下に自然口があっても、それが道になって鼻水が出ていくことはありません。線毛は、鼻水を下から上に運んでしまうのです。

「神様はなぜ、鼻の中にこんな仕組みをつくったのか？」

数多くの手術を経験してきましたが、私はよくこんなことを考えたりします。

粘膜がアレルギーで腫れたり、出口のところにポリープができたりすると、〝出口なし〟の状態になります。鼻水は空洞の中にたまるしかなくなり、蓄のう症が起きてしまうのです。蓄のう症の原因には、次のようにいろいろあります。

▼細菌によるもの

細菌によるものは、空洞の中にたまった鼻水に、ばい菌が繁殖して起こります。それがウミになりますが、昔はこの細菌が原因の蓄のう症がほとんどでした。

▼アレルギーによるもの

ハウスダストやダニなどが原因で起こるのですが、最近はアレルギー体質の人が増えています。アレルギー性鼻炎を放っておくと、蓄のう症になるケースもあります。

アレルギー性鼻炎の患者さんの中には、蓄のう症を併発している方もいます。

アレルギー性鼻炎になると、鼻の粘膜が腫れます。鼻の奥にある空洞の中の粘液やウミを外に出せなくなり、蓄のう症になるのです。

▼カビによるもの

最近は、カビが原因のケースも多くあります。空洞の中で、カビが繁殖するのです。そうなると鼻水がチーズのようになり、出ようにも出られなくなります。自然口がもっと大きければ出られるかもしれませんが、小さい出口のために出られないのです。

▼好酸球によるもの

好酸球は白血球の仲間ですが、蓄のう症の原因になってしまいます。好酸球による蓄のう症は、全体の3割くらいを占めていますが、どんな手術をしても再発しやすいものです。

現在、200程度の病気が難病指定されています。顕微鏡の400倍視野の中に、70個以上の好酸球が認められた場合に、難病として指定されます。

アレルギー性鼻炎の場合は、左右両側に症状が出ます（両側性）。蓄のう症では、症状が片側だけ（一側性）の場合もあれば、両側に出る場合もあります。ただ、ほとんどが両側です。

片側だけの場合、カビや乳頭腫、腫瘍（ガン）などを疑う必要があります。

蓄のう症は、他の病気も引き起こす

鼻づまり、黄色いウミのような鼻水、頭が重い、頭痛、においがよく分からない（嗅覚障害）……。

これが、蓄のう症の主な症状です。これ以外に、胃腸障害、気管支炎、ぜんそくを悪化させたり、肺気腫などを起こしたりもします。

鼻の中にたまったウミは、鼻の奥から、喉ちんこのほうへポタポタと落ちてくることがあります。それを飲み込んだりすると、それが胃に入り、胃腸障害を引き起こすこともあります。

気管支にウミが入ると、気管支炎になることがあります。ぜんそくの持病があれば、そのためにぜんそくが悪化することになります。また、肺に入ると、肺気腫の原因になることもあります。タバコの箱には、肺気腫の危険が表示されています。

少し前、アスベストが原因の肺気腫も大きな社会的問題になりました。

肺気腫はガス交換を行う肺胞を破壊し、呼吸困難を起こします。なぜ肺胞の壁が壊されるのかはまだ分かっていません。いまのところ、肺気腫を治すための薬は開発されていないので、肺気腫のリスクを低くしたいのであれば、蓄のう症を根治するしか方法はないでしょう。

鼻炎のタイプによって、治し方が違ってくる

原因をなくせば、つらい鼻トラブルと口呼吸は消える

アレルギー性鼻炎と蓄のう症について、あなたはかなりの知識を持ったはずです。

「だいたい分かったけど、つらい鼻トラブルをなくしたい！　どうすればいいの？」

アレルギー性鼻炎でも、蓄のう症でも、鼻トラブルに悩んでいる方ならこう考えるでしょう。

「原因をなくしてしまうことです。原因がなくなれば、つらい鼻トラブルは消えます」

これが私の答えです。当たり前の話ですが、これしか答えはないのです。

まず、症状を何とかしたい……。

苦しさから、こう考えがちです。しかし、症状だけを消すことができても、原因は

残っています。症状を消す方法を永遠に続けなければなりません。

あとでお話しますが、薬がその方法です。アレルギー性鼻炎でも、蓄のう症でも、薬があります。そうした薬で一時的に症状が軽くなっても、症状を抑えておくためには薬が手放せないのです。

ひどい鼻トラブルを原因から解決すれば、鼻づまりからの口呼吸も解消されます。それだけ、怖いいろいろな病気のリスクが低くなります。

症状を軽くするだけでなく、原因を解決する――。

アレルギー性鼻炎でも、蓄のう症でも、ここを考えていただく必要があります。

あなたはアレルギー性鼻炎か、それとも蓄のう症か？

84ページに、簡単なチェックがあります。まず、そのチェックをしてみてください。その結果、①~④のどれかに該当したと思います。ひとまず、自分が①~④のどれかだけを覚えておいてください。

ここでこんなチェックをしていただいたことには、理由があります。

私のもとには、ひどい鼻炎の解決を求め、たくさんの患者さんが来院します。

患者さんの中には、診察の前に、こう宣言する方もいます。

「私は、アレルギー性鼻炎です。家族もアレルギー性鼻炎でした」

「私は、蓄のう症です。ネットで見ましたから、間違いありません」

自己判断で、病名を決めて来院されているわけです。

診察の結果、その自己判断が正しいケースもあれば、間違っていることもあります。とくに、アレルギー性鼻炎と蓄のう症を併発しているような場合、患者さん自身で判断するのは無理があります。

あなたのつらい症状は、アレルギー性鼻炎でしょうか？　蓄のう症でしょうか？それとも、アレルギー性鼻炎と蓄のう症を併発しているのでしょうか？

診察に来ていただければ、私は正確な診断をくだせます。ただ本を読んでいただいているいまの時点では、私は診断ができません。

このあとで、ひどい鼻炎（アレルギー性鼻炎と蓄のう症）の治療法をお話しします。その治療法について知っていただくために、ここで簡単なチェックをしていただいたのです。

ひどい鼻炎のタイプ分けチャート

※症状とは、以下のうちのいずれか1つを指します。
・鼻水が出る　・鼻がつまっている　・においがわかりにくい

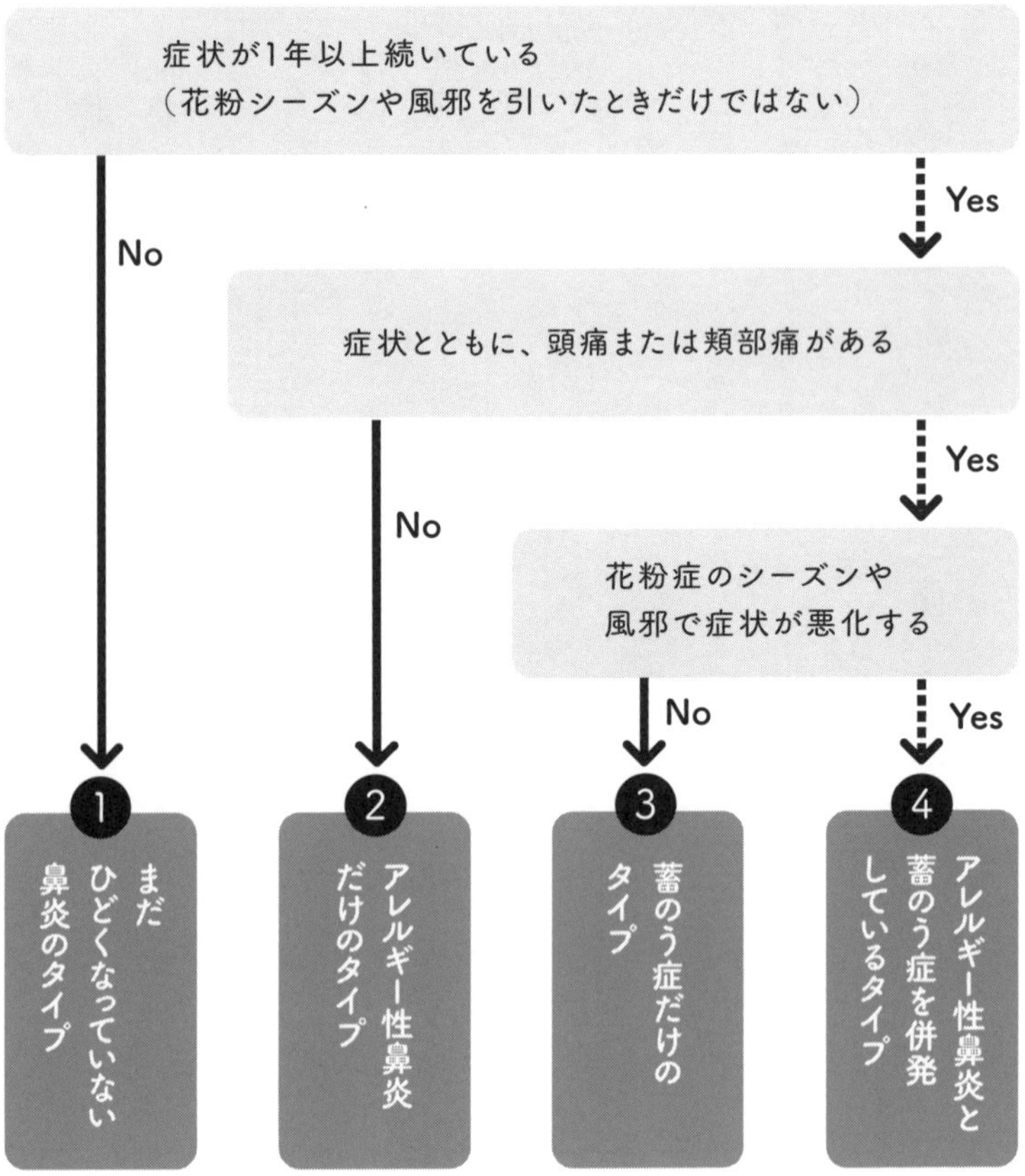

自分のタイプを知って、治療を受けよう

チェックの結果はいかがでしたでしょうか？

①まだひどくなっていない鼻炎のタイプ
②アレルギー性鼻炎だけのタイプ
③蓄のう症だけのタイプ
④アレルギー性鼻炎と蓄のう症を併発しているタイプ

チェックの結果、あなたはこのどれかのタイプになったはずです。

次の第3章は「あなたのアレルギー性鼻炎は治せる」、第4章は「あなたの蓄のう症は治せる」ということで、その治療法についてお話しします。

ここからは、タイプ別に読んでいただく方法もあります。

①の方……第3章の薬による治療（88～92ページ）を読んでください。これ以外のところは読まなくてもかまいません

②の方……第3章を読んでください。第4章は読まなくて結構ですが、第3章のあと、

第5章を読んでください

③の方……第3章は飛ばし、第4章から読んでいただいて結構です。もちろん、第3章から読んでもかまいません。第4章のあと、第5章を読んでください

④の方……第3章、第4章、第5章と続けて読んでください

では、具体的な治療についてお話することにします。

第3章

あなたのアレルギー性鼻炎は治せる

一般的な治療で、アレルギー性鼻炎は治せるか？

市販薬を使い続けても、症状が悪化する恐れがある

この章では、アレルギー性鼻炎の治療についてお話します。

薬局に行くと、アレルギー性鼻炎の薬が置いてあります。市販薬は、すぐ手に入る便利な面もあります。そのため、アレルギー性鼻炎の治療に、市販薬を使っている方も少なくありません。

「市販薬でも薬でしょ。アレルギー性鼻炎も治るのでは……」

市販薬を使っている方の多くは、そう思っているかもしれません。

しかし市販薬は、一時的にアレルギー性鼻炎の症状を抑えるためのものです。

たとえば、単純な頭痛などは、市販の鎮痛剤を飲むと治ります。正確にいうと、

〝治った〟のではなく、〝痛みが抑えられた〟のです。痛みにはアプローチしても、頭痛の本当の原因にはアプローチしていません。アレルギー性鼻炎の市販薬でも、同じです。

また、アレルギー性鼻炎の薬に限らず、病院で処方される薬に比べ、市販薬は有効成分が½～⅓と少なくなっています。アレルギー性鼻炎の症状を抑える力も、それだけ弱いということです。

市販薬でごまかす中途半端な治療をしていると、使っているうちに、その効果はどんどん低下していきます。

つらさのあまり、鼻づまりを取るために、血管収縮薬が入った点鼻薬などを乱用してしまう人もいます。

血管収縮薬が入った点鼻薬を使うと、爽快感があります。その爽快感のため、強い点鼻薬を使うようになります。毎日連続して使っていると、だんだん粘膜が腫れてきます。そうなると点鼻液アレルギーまでも併発し、どんどん重症化していきます。これを「薬剤性鼻炎」といいますが、ここからの離脱が大変になります。

市販薬でアレルギー性鼻炎は治らないし、下手をすると悪化させかねない――。

現在、アレルギー性鼻炎で市販薬を使っている方には、まずこのことを知っていただきたいと思います。

病院では、どんな薬を使うのか？

市販薬ではなく、病院やクリニックを受診し、薬を処方してもらっている方もいるでしょう。アレルギー性鼻炎の薬にはいろいろありますが、大きく内服薬と点鼻薬に分けられます。

内服薬で一般的に使われているのは、第2世代の抗ヒスタミン薬です。

中等症以上になると、抗ヒスタミン薬に加え、抗ロイコトリエン薬、ステロイドの点鼻薬などが追加されます。重症になると、さらに血管収縮薬や口からのステロイド薬が短期的に使用されます。

昔の抗ヒスタミン薬（第1世代）はくしゃみと鼻水はよく止まりましたが、眠くなるとか、口が渇く、胸焼けがするなどの副作用が出やすいものでした。いまの抗ヒスタミン薬（第2世代）は眠くならず、効果が出やすいようになっています。

内科で受診すると、70％くらいはこの抗ヒスタミン薬が処方されますが、診察も治療もありません。耳鼻科なら、抗ヒスタミン薬や局所治療、点鼻薬などがあります。いずれにしても、通院が必要です。

抗ヒスタミン薬は口から飲みますから、全身療法になります。あとは、局所療法のステロイドの点鼻薬があります。

病院やクリニックで薬を処方してもらうにしても、それでアレルギー性鼻炎が治るわけではありません。市販薬と同じく、症状を一時的に抑える目的で使います。

病院やクリニックの薬を使っても、アレルギー性鼻炎は治らない。一生飲み続けなくてはならない――。

いま病院やクリニックで処方された薬を飲んでいる方は、意外にこの〝一生飲み続けなくてはならない〟という点に気づいていません。

「とにかく、目の前のつらい症状を何とかしたい！」

この気持ちが強いため、先々のことはあまり考えない傾向が強いのではないでしょうか。もし、一生その状態を続けるとどうなるでしょう？　交通費と薬代を合計すると、ばかにならない金額になります。

一方の点鼻薬は、妊婦さんでも4週目を超えれば使えるというメリットがあります。しかし、抗ヒスタミン薬と同じく、続けなくてはなりません。

病院の点鼻薬は治療用の薬で、内服薬に変わっていく治療法です。市販薬とはまったく異なりますが、鼻づまりには即効性がありません。ぜんそくでは吸入薬が市民権を持っていますが、鼻炎では未だに市民権を取っていません。

「季節のつらい時期だけ、薬で何とか乗り越えられればよい」

こういわれる患者さんがいます。薬では治らないことをお話しても、「それでもかまわない」といわれる患者さんには、薬を処方します。

当院の患者さんには、アスリートもいます。ステロイド薬は、ドーピングにつながります。点鼻薬はステロイドの量が少ないため、それほど血中に出てきません。しかし、内服薬はまずドーピングに引っかかります。

アスリートにはドーピングのリストを持参する方も多く、「この薬は出さないでください」といいます。出さずにすむケースは出しませんが、よほどひどい場合は、了解を得てから処方します。

免疫療法に、効果があるとは限らない

最近は、メディアで免疫がもてはやされています。アレルギー性鼻炎でも、免疫療法があります。薬はアレルギー鼻炎の症状をやわらげるものですが、免疫療法はアレルギー体質を治す治療法になります。

昔は、免疫療法のことを「減感作療法」と呼んでいました。

この治療法は、スギやハウスダストなどの原因物質（アレルゲン）を注射し、少しずつ免疫をつけていくものです。アレルゲンを特定し、抗原の薄い注射から始め、次第に抗原の濃度を上げていきます。

効果を得るためには、2～3年にわたって病院に通って治療を続けることが必要です。なかには、アナフィラキシーショックという全身性のアレルギー症状を起こすケースもあります。それでも、効果がない患者さんもいます。

また、アレルギー性鼻炎に、新しい免疫療法が登場してきています。

それが「舌下免疫療法」というものです。

スギやハウスダストのエキスを、舌下（舌の下）に垂らします。最初は薄いものからだんだん濃いものにして、免疫をつけていきます。この免疫療法であれば病院に行かず、自宅でもできます。アナフィラキシーショックも少ないといわれています。

スギ花粉症は日本特有のもので、日本でだけ治療が行われています。スギ花粉症に対し、舌下免疫療法は、２０１４年10月から保険がきくようになりました。

これまでのデータでは、舌下免疫療法は4～5年の治療が必要とされています。４年間治療すれば、平均で7年間は効果が続くという報告があります。それも毎日、自分で治療しての話です。

ただし再び悪化することもあり、その場合は1～2年間の再治療で効果が戻るとされています。また、ヒノキ花粉症には、効果が不十分だった例もあります。

4～5年間、自分で行う毎日の治療が必要……。

患者さんにとって、舌下免疫療法はここが大変になります。

しかも、舌下免疫療法を行っていても、症状が出ます。とくに、スギ花粉が舞うときは症状が出ることも少なくありません。この場合、他の薬を使う必要もあるほか、再び悪化することもあります。

今後も、免疫療法は研究が進むでしょう。ただ現状では、まだまだ試験段階だといえるでしょう。

レーザー治療には、再発の可能性がある

アレルギー性鼻炎に対し、最近は手術を行う耳鼻科も出てきました。その一つが、レーザー治療です。炭酸ガスレーザーで鼻の粘膜を焼き、一時的に反応しづらい粘膜に変える方法です。

入院せずに日帰りでもすみますが、つぶれるのは、末梢に出てきた神経だけです。そのため、いつかまた症状が出てきます。

「レーザー治療は根治手術でしょ。再発はしないでしょ」

こう思っている方もいますが、間違いです。

レーザー治療で症状が軽くなり、その状態が1~2年は持つ方もいます。しかし、半年くらいという方もいます。早い人では、3ヵ月で再発します。

レーザーの治療はもっと長持ちしそうな感じがあるものの、現実はその程度です。

根元からつぶしていないと、神経は再生します。神経は再生のスピードが速く、再発してしまうのです。そのあとはまた元のつらい毎日が続くことになります。

レーザー治療は根治治療ではない――。

こういっても、決して間違いではありません。

いま「レーザー治療は根治治療ではない」といいました。その舌の根が乾かないうちですが、当院では、ケースに応じてレーザー治療も行っています。当院でレーザー治療を行うのは、春に症状がひどくなるスギ花粉症だけのケースです。

スギ花粉症の症状がひどい時期は、2～3ヵ月です。花粉症が騒がれる季節になる1ヵ月前にレーザー治療をしておくと、ある程度は予防でき、症状が軽くなります。ただし、前にも触れたように、効果は限定的で、完全に治るわけではありません。

最新の手術では、神経にアプローチする

アレルギー性鼻炎の手術には、レーザー以外の方法もあります。

レーザー以外の手術には、いくつかの手法があります。新しい手術法は、鼻の中の

アレルギー神経を切断する方法です。

鼻の中のアレルギーに関係する神経は、１ヵ所だけではありません。鼻のいちばん奥にある神経と、その少し手前にある神経が関係しています。奥から少し手前にある神経は、ネット状に広がっています。

現在の主流になっている「神経切断法」は、このネット状の神経にアプローチします。１週間程度の入院が必要になりますが、術後は鼻水やくしゃみの症状をやわらげることができます。ただし、術後には、合併症としての出血があります。

この手術には、大きく２つの問題があります。

①ネット状の神経を切断しても、においの神経がその代用になったり、口のほうから入った神経が代用してきたりする。そのため、再発のリスクは低いが、再発リスクはゼロではない

②前のほうの神経にはアプローチしないこと。この神経は手つかずのまま残るため、再発リスクはより高くなると考えられる

ひどいアレルギー性鼻炎には、私もアレルギー神経切断法を行っています。ただし、一般的な神経切断法とは異なります。

私の手術法は、奥のネット状の神経と、前のほうの神経を切断します。その手術を、「蔦式アレルギー神経切断法」といいます。私の手術法についてはこのあとでお話しますが、この手術法でも1泊2日の入院ですみます。術後の出血も抑えられます。

やってはいけない手術もあります。それは、「下鼻甲介切除術」です。鼻の中には、3つのひさしがありました。下鼻甲介というのは、そのいちばん大きなひさしの骨です。この手術は、下鼻甲介骨そのものをジョキジョキと根元から切ってしまいます。

そんな手術を受けると、ファントム症候群になってしまいます。

ファントム症候群というのは、「ファントム戦闘機が一気に抜けるように」という意味です。なぜ、下鼻甲介骨そのものを根元から切ると、ファントム症候群になるのでしょうか?

鼻呼吸は、鼻からの呼気が3つのひさしの間から抜けるように通るため、鼻が通った感覚になります。下鼻甲介骨を切除して広くなりすぎると、鼻から吸った空気が一気に入ります。そのため、鼻が通った感覚がなくなって、まさにファントムが通りすぎるように感じるのです。

アレルギー性鼻炎で「手術を」といわれたとき、医師からよく話を聞くようにしてください。もし下鼻甲介切除術と思われるような説明だった場合、「考える時間をください」とでもいって、手術をすぐOKしないことです。

ひどいアレルギー性鼻炎の場合、私は治療について患者さんといろいろお話しします。ここまでお話ししてきたような薬による治療、レーザー治療、それにアレルギー神経切断法まで、その話はいろいろなことにおよびます。

「ひどいことは分かるけど、手術はね……、やっぱりイヤです」

患者さんの中に、こういわれる方がいないわけではありません。手術が最適と思われる場合でも、そうした患者さんに無理に手術を勧めることはしません。

「そうですか、では一生薬を飲んでください」

私は、こう申し上げるだけです。

手術でいまの嫌な状況から解放されるか、薬を使って我慢するか……。

どちらを選ぶかは、患者さん自身が決めることだからです。

では、次に「蔦式アレルギー神経切断法」の話をしたいと思います。

アレルギー神経切断法なら、1泊2日で治せる

アレルギー神経切断法では、多くの神経を切断する

当院のウェブサイトでは、簡単ですが、「蔦式アレルギー神経切断法」を紹介しています。その手術法は私のオリジナルで、正式には「翼突管神経切断術」といいます。以下では、簡単に「アレルギー神経切断法」として話を進めることにします。

「春だけでなく、季節ごとにひどい花粉症になる。季節と植物のない国に行きたい」

「通年性のアレルギー性鼻炎で、毎日がつらい。何とか、この状態とサヨナラしたい」

そうした方に対し、当院では、アレルギー神経切断法による手術を提案しています。

「一般の神経切断術は、後ろのほうの神経だけにアプローチする」

先にこういいましたが、この手術は正式には「後鼻神経切断術」といいます。

私の手術法は、下鼻甲介の前からアプローチするので、前にある神経も切断できます。どうしても前のほうは少し残ってしまいますが、奥のほうの神経はしっかり切断しています。

こうして前と奥の両方の神経にアプローチすることで、治癒効果と再発防止効果が大きくなっています（次ページ図）。

アレルギー神経切断法に、私はスウィング法を応用しています。スウィング法は、安全に鼻の奥のほうまで入る蓄のう症の手術法として、私が考案しました。蓄のう症の手術として考案したので、スウィング法は次の第4章でお話ししたいと思います。

ここでは、スウィング法のことを、鼻の穴から安全・確実に鼻の奥のほうまで入る蓄のう症の手術方法と理解しておいてください。

もう一つ、お伝えしておきたいことがあります。

アレルギー神経切断法は、あくまで機能を回復する手術――。

鼻の手術は、どの手術も機能回復を目的にしています。

臓器の手術で臓器を全部摘出してしまえば、再発はありません。そうした手術とは性格が異なり、ひどい鼻炎だからといって鼻を取ることはできません。

アレルギー神経切断法のアプローチ

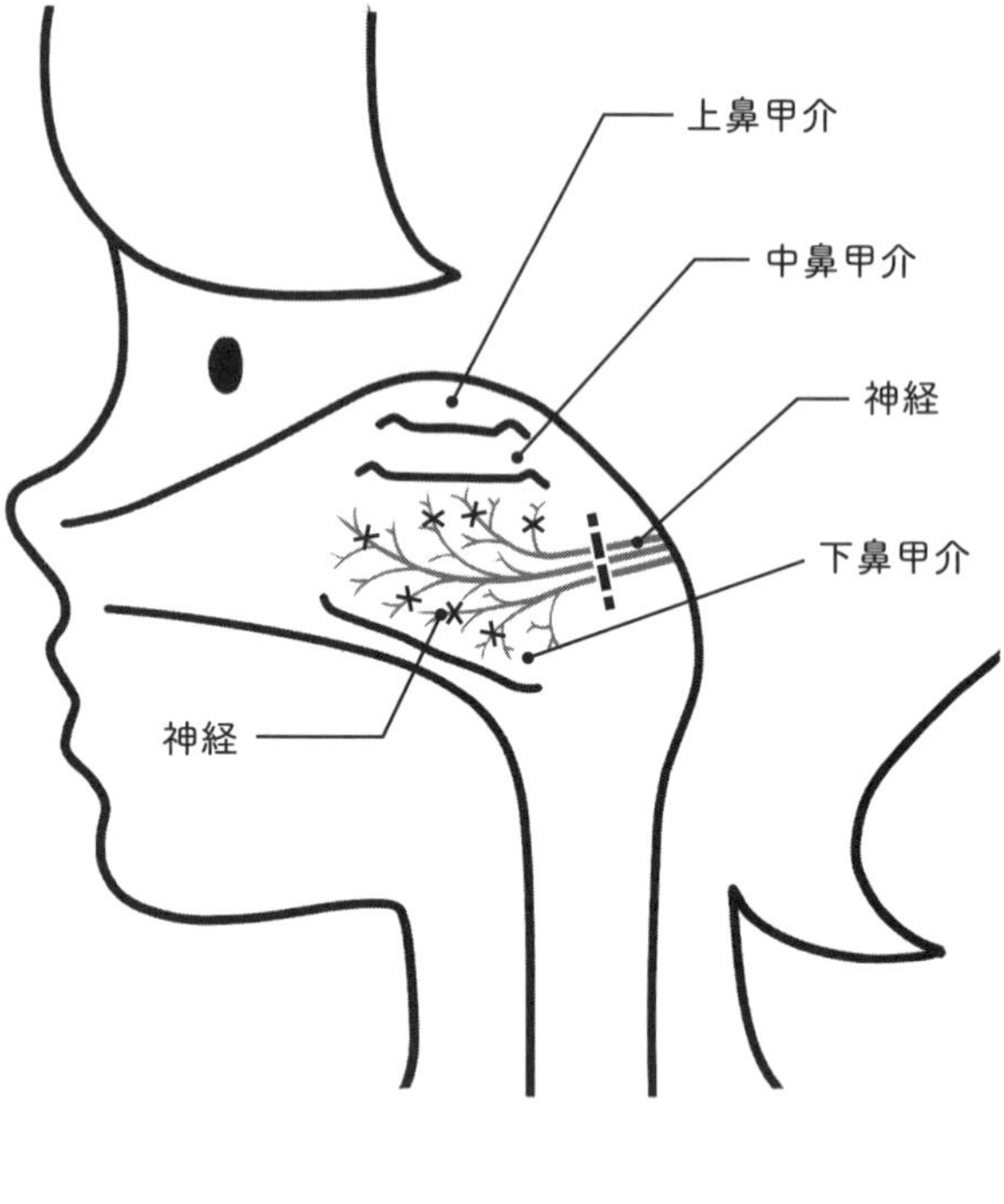

奥の神経をしっかり切断し、前の神経も切断するので、
治癒効果も高く、再発の可能性も低い

ですから、アレルギー神経切断法も、機能回復の手術であることは間違いありません。再発しない人もいますが、すべての人に対して再発のリスクがゼロということはありません。

ただし、アレルギー神経切断法は、鼻のいちばん奥とその前の神経にアプローチします。そのため効果が半永久的に持続し、約80％は根治します。

アレルギー神経切断法は、内視鏡を使う安全な手術

アレルギー神経切断法は、アレルギー性鼻炎の根治を目指します。手術時間は1時間程度ですが、ここでどんな手術かを具体的にお話します。

アレルギー神経切断法では全身麻酔を使い、内視鏡で手術を行います。内視鏡は鼻の穴から入れますので、身体の外側に傷がつくことはありません。

耳鼻科に行くと、器具で鼻の穴を広げ、洗浄や吸引を行います。私の手術は、その延長線上のものと考えていただいて結構です。

手術室には私と麻酔医、それに看護師の3人が入ります。麻酔医は、バイタル（呼

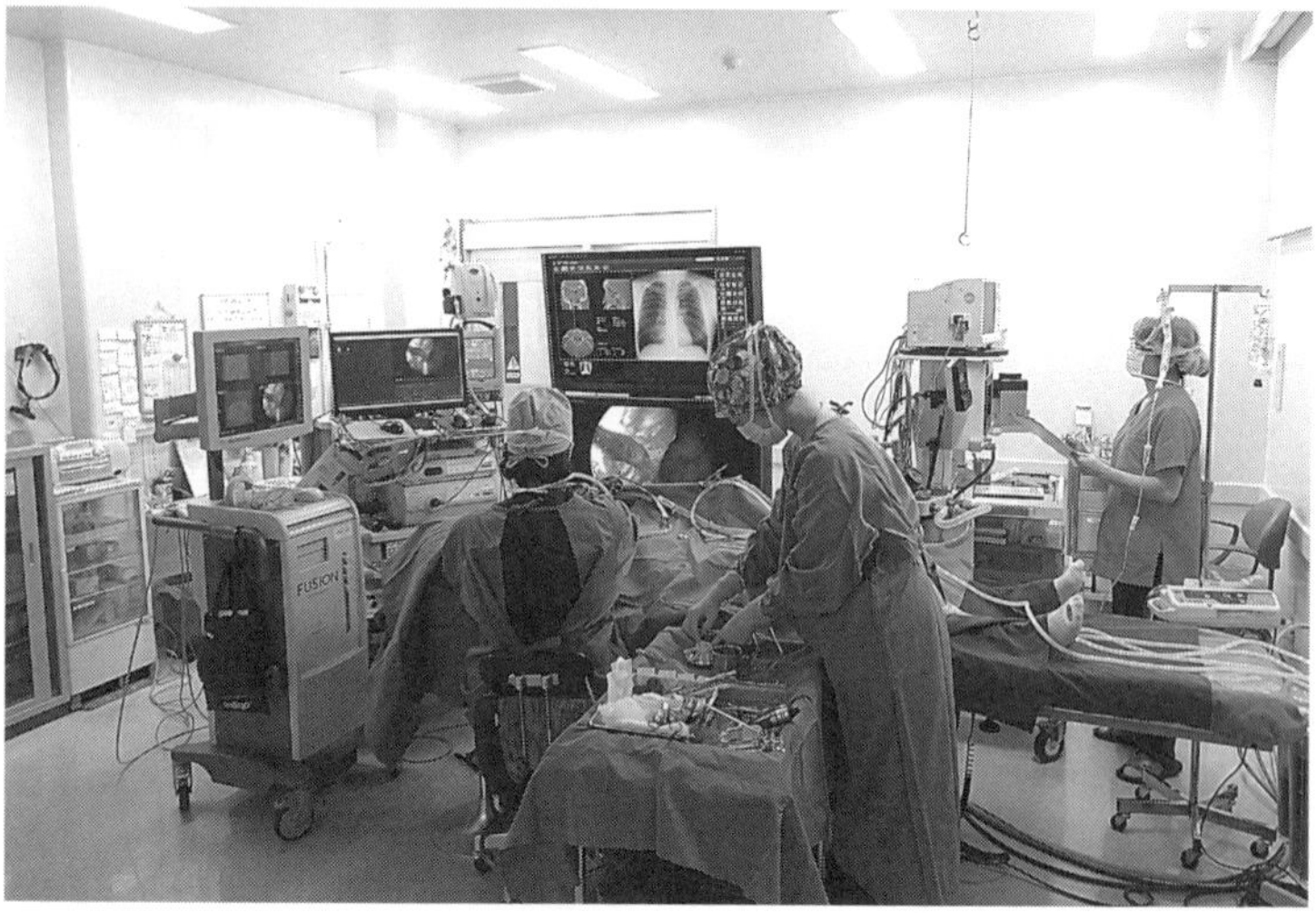

手術は最新の内視鏡を使って行われる

吸、血圧、脈拍などの数値）を見ます。

手術で使う内視鏡は、世界最軽量の最新式の内視鏡です。その先端には、世界最軽量のハイビジョンのヘッドがついています。

私は右手で手術用の器具（電気メスなど）を操作し、左手でハイビジョンカメラをあやつります。

上の写真は、麻酔医が麻酔をかけてから、私が手術をしているところです。

写真には、いくつかのモニター（画面）が映っています。上のモニターはCT画像で、下のモニターはハイビジョンによる画像です。

CT画像は、内視鏡の先端がどこに

あるかを示す画像です。患者さんのCT画像を取り込んで顔とマッチングさせて、コンピュータで位置を計算します。これは「ナビゲーション」といわれる最新式の機械です。

このメカニズムは、カーナビと同じシステムです。

カーナビは、人工衛星で現在位置を知ることができます。それと同じく、患者さんのCT画像とコンピュータの計算で、内視鏡の先端の位置が分かります。画像は前後面と水平面、それにサジタール（頭部の左右2分割）の3方向で出てきます。

もう1つのハイビジョンによるカラー画像は、実際に手術が行われている場所の画像です。2つの画像を見ることで、全体と局所の両方を見ながら手術ができます。

アレルギー神経切断法で、手術の負担は軽くなる

入院や通院が少なくて、時間的負担が軽い

「通院している病院で、手術を考えるようにといわれました。手術を受けたいと思っているのですが、仕事の関係から、入院に必要な休みが取りにくいのです」

「手術は1週間入院といわれました。1週間も入院していたのでは、会社の机がなくなります」

当院に相談に見える方の中には、こういわれる方も少なくありません。

たしかに、手術によっては入院が1週間にもなるところがあります。

しかし、アレルギー神経切断法の手術時間は1時間程度で、1泊2日の入院ですみます。長期の休みを取る必要もありませんので、時間的な負担がとても少ない手術だ

といえます。

またこの手術は、両鼻同時に行いますので、たった1回の手術で終わります。

たとえば、仕事が休みの前日に手術を受けるとします。あとでお話しますが、入院は手術当日です。

手術を受けるその日だけは、休暇を取っていただきます。その日は病院に1泊していただきますが、次の休みの日には退院できます。退院した日はゆっくり休んでいただき、仕事が始まる次の日には以前と同じ生活が送れます。

家庭の主婦は、休みの日がありません。その場合、ご主人とよく相談し、どこかで1泊2日の日程を取っていただきます。理解のあるご主人なら、それくらいは相談に乗ってくれるでしょう。

手術の翌日には退院でき、ご主人やお子さんのもとに帰れます。退院当日は家事を控えめにしていただくことをお話しますが、その翌日からは普通に家事ができます。

ただし、どのケースでも、手術中と術後の2時間は、ご家族に付き添いをお願いしています。念のための付き添いですが、その時間だけはご家族と調整していただくようにしています。

「手術が1時間なら、1泊しなくてもいいのでは？」

こう思われるかもしれませんが、全身麻酔を使うために1泊2日に設定しています。麻酔も進歩しましたが、患者さんの安全を考え、念には念を入れて入院していただいているのです。

「先生、この手術にはデメリットはないのですか？」

アレルギー神経切断法の話をすると、患者さんから質問されることがあります。

「デメリットは1泊入院して、全身麻酔をかけることくらいです」

私はこうお答えすることにしています。

時間的負担では、術後の通院回数もあります。

術後、一般の神経切断法ではかなりの期間にわたって通院が必要です。

アレルギー神経切断法でも、術後の様子を見るために少しは通院が必要ですが、回数は比較にならないほど少なくてすみます。それだけ通院に割く時間が減るので、このことでも時間的負担が軽いといえます。

費用や効果の面で、経済的・精神的負担も軽くなる

アレルギー神経切断法のメリットは、いまの時間的負担が減るだけではありません。経済的な面でも、大きなメリットがあります。

まず入院日数が1泊2日という短期のため、入院費用がそれだけ少額ですみます。

「先生、この手術は保険がきくの？　保険がきかないと高くなるし……」

患者さんから、この質問も少なくありません。患者さんにすれば、保険が使えるかどうかも大きなポイントになります。

この手術は保険も適用されるので、この面からも経済的な負担が小さくてすみます。また、高額医療費制度も適用されます。この制度は所得に応じて限度額が異なるため、病院のスタッフと相談されるとよいでしょう。

「先生、薬の治療と比べると、この手術はどれだけ得するの？」

当院のある関西の方は、数字に敏感なところがあって、この質問もズバッと聞いてきます。アレルギー神経切断法の治療費は、薬代に換算するとどれくらいになるので

しょうか？

「個人差はありますが、ざっと1年分くらいになります。アレルギー神経切断法なら、薬1年分くらいの費用で元が取れます」

性格上、私はこうした表現はあまり使いたくありません。でも、こう質問される方には、分かりやすく知っていただくためにこのように説明しています。

さらに、薬で治療を続けると、薬代をずっと払わなければなりません。それだけではありません、症状が根本から改善されることはなく、ずっとつらい症状を抱えていなければならないのです。

先に、「アレルギー神経切断法では、約80％が根治する」といいました。

薬の治療ではずっと薬代がかかりますが、アレルギー神経切断法なら2年目以降の薬代がいらなくなります。つまり80％の方がそうなるということです。

また、通院回数が減ることも経済的負担を軽くします。通院回数が減れば、そのつどの治療費や交通費といった経済的な負担が小さくなることは当たり前の話です。

さらにこの手術からは、見逃していただきたくない大きなメリットが生まれます。

それは、患者さんの精神的負担が軽くなることです。

頭がスッキリせず、鼻水が出る。鼻づまりで苦しい。料理を目の前にしても、においが分からない……。

こうしたことは精神的負担になり、ストレスがたまる原因になります。

「くしゃみが邪魔になっていないか……」

「鼻をかむ音が人を不快にしていないか……」

アレルギー性鼻炎の方は、人に遠慮したり、ついついまわりに気を使ってしまいます。症状以外に、こうした精神的な負担もあります。

アレルギー神経切断法を受ければ、つらい症状がきれいになくなります。手術後の生活で、こうした精神的な負担が軽くなることはとても大きな意味があります。

くしゃみや鼻水、鼻づまりから解放された自分をイメージしてみてください。

精神的にとても楽な生活になると思いませんか？　いえ、そんな自分を想像するだけで、もう精神的負担は軽くなってしまうのではないでしょうか？

第4章

あなたの蓄のう症は治せる

一般的な治療で、蓄のう症は治せるのか？

近年では蓄のう症も、薬で治ることがある

この章では、蓄のう症についてお話しします。

このページを開いているのは、アレルギー性鼻炎と蓄のう症を併発している方、それに蓄のう症の方だと思います。この第4章の内容は、第3章のアレルギー性鼻炎の内容と重複するところがあります。

アレルギー性鼻炎の手術では、私が開発した「アレルギー神経切断法」を用いました。蓄のう症の手術では、やはり私が開発した「スウィング法」を用います。

この2つの手術は姉妹手術のようなもので、アレルギー神経切断法は、スウィング法を使って鼻の前と奥のアレルギー神経にアプローチします。

蓄のう症だけのタイプの方の中には、第3章を飛ばした方もあるでしょう。そうした方のため、重複は覚悟で、あえて同じ内容のことも記しました。アレルギー性鼻炎を併発しているために第3章を読まれた方は、その部分を飛ばして読んでいただいて結構です。

では、蓄のう症の治療について話を始めましょう。

20年ほど前までは、病院の薬でも、蓄のう症に有効な治療はありませんでした。病院で処方する薬でもそんな状態だったのですから、市販薬での有効な治療は望めませんでした。

「薬で何とかしたいけれど、良い方法はないの？」

患者さんは、きっとこういいたかったでしょう。その気持ちも分からないではありませんが、薬での治療には期待できなかったのです。

約20年前、蓄のう症に新しい治療法が登場しました。

それは、少量のマクロライド系抗生物質を、3ヵ月ほどにわたって投与するという方法です。

このマクロライド系抗生物質を使う治療法で、蓄のう症の治療は大きく変わりました。3ヵ月ほどの治療で、軽症なら治癒効果もあり、中等症でも改善効果が期待されます。ときには、中等症の蓄のう症でも治癒することがあります。

マクロライド系抗生物質を使って治らなければ、どんな薬を使っても治癒することはありません。とくに好酸球が原因の蓄のう症は、薬で改善することが難しい蓄のう症です。

「蓄のう症が薬で良くなるのはうれしいけど、どんな薬なの？　抗生物質ならペニシリンは知っているけど、マクロライド系抗生物質って何？　どんな薬を処方されているのか、分からないと不安……」

こう思われる方もいらっしゃるでしょうから、少しだけ説明します。

ご存じかもしれませんが、抗生物質はウイルスには効果がなく、細菌類に対して効果を発揮します。抗生物質には対象になる菌類が広いもの、中範囲のもの、限定されているものがあります。

有名なペニシリンは、対象になる菌種が広い抗生物質です。

マクロライド系抗生物質は中範囲に属します。ペニシリンなどより有効な菌種は狭くなりますが、通常の半量で使用できるため、少量長期投与が可能になります。

この薬の主目的としては、菌を殺す役割よりも、繊毛の機能改善薬として使用しています。この使用法で粘膜の機能が改善され、ウミが排出されて症状が改善されていきます。

また、ペニシリンなどと比較すると、ショックの起きる可能性が少ない薬です。それだけ、安全な薬と考えて間違いありません。

現在の蓄のう症手術は、患者さんにやさしくなった

マクロライド系抗生物質は、蓄のう症の治療を大きく変えました。

この薬を使った治療は、どこの耳鼻咽喉科でも行っています。

それでも、なかなか蓄のう症が治らない方はいます。それどころか、年々悪化したりもします。

また、蓄のう症は風邪を引くと悪化するので、耳鼻咽喉科でまたマクロライド系の抗生物質を出してもらい、症状を抑えたりします。

急性の場合、マクロライド系抗生物質で治りますが、治りきっていないときに風邪

を引くと、そのたびにぶり返してしまいます。

このようにマクロライド系抗生物質を使う治療は、ある程度は効果があります。しかし、長期的に見ると再発を繰り返したりして、最終的に外科治療が必要になります。また、ポリープを合併していたり、重症の場合は手術が必要になります。

手術をすれば、症状の改善率は良くなります。

ここ15年くらい前から、ＥＳＳと呼ばれる手術が盛んになってきました。ＥＳＳというのは蓄のう症の手術法で、内視鏡を使います。鼻の穴から内視鏡を入れる手術で、患者さんにやさしい手術になっています。顔の外側を切開しないため、外面に傷も残りません。

内視鏡を用いる蓄のう症の手術を行っているところは、だいたいＥＳＳです。私の手術法も内視鏡を使いますが、一般的なＥＳＳではありません。

私が行っている蓄のう症の手術は、「スウィング法」というものです。正式には「鼻涙管下鼻甲介スウィング法」という難しい名前ですが、鼻の奥にまで安全に到達するという手術法です。

第3章を読まれた方はすでにご承知でしょうが、ひどいアレルギー性鼻炎に、私はアレルギー神経切断法という手術を行っています。

この手術では、鼻のいちばん奥とその少し手前のアレルギーに関する神経を切断します。

他の神経切断法は、後ろの神経しか切断しません。そのため、他の神経切断法より治癒効果と再発防止効果が高くなっています。

アレルギー神経切断法は、スウィング法あっての手術です。

また第2章で、粘液の出口である自然口の話をしました。

一般的なＥＳＳは自然口が小さいため、再発リスクが高くなります。これに対し、スウィング法は自然口を広く開けるため、再発リスクは低くなります。当院では、中等症から重症の方にこの手術をお勧めしています。

スウィング法は、患者さんのために開発した手術

患者さんにつらい手術が、100年も続いてきた

スウィング法は、1991年に私が開発しました。「蔦式スウィング法」といってもよいのですが、簡単に「スウィング法」でお話していきます。

患者さんにとって、スウィング法はとてもやさしい手術になっています。従来の蓄のう症手術は、歯ぐきを切開して行っていました。そのうえで、口の内側からめくり上げて治療をしていました。

この方法は「ルック手術」と呼ばれ、100年も続きました。この手術は、術後に顔が腫れる、しびれるといった症状がありました。入院期間も1ヵ月ほどになるデメリットもありました。また、再発のリスクも決して低くはありませんでした。

現在、この手術を行うところはほぼなくなってきました。しかし、未だにその方法で手術しているところも見受けられます。

蓄のう症の相談で来院した患者さんに手術を勧めると、いろいろな反応があります。

「あの手術は絶対にイヤ！　あの手術だけは絶対にイヤ！」

なかには手を激しく振り、こんなことをいう患者さんもいます。こうした方はおそらく、ルック式の手術を受けて再発した方か、家族のつらい様子を見た方です。

従来の手術では、炎症を起こした粘膜を徹底的に取り除こうとしました。しかし、現在の手術では、炎症を起こした粘膜をできるだけ温存しようとしています。

理由は、炎症を起こした粘膜も、空気と触れるうちに自然治癒することが分かったからです。そもそも鼻の粘膜は大切なものです。それを残すことには大きな意味があります。私のスウィング法も当然、粘膜を大切にしています。

「好酸球が原因の蓄のう症は、薬では改善が難しい」

先にこういいましたが、このタイプの蓄のう症は手術でも治癒が難しいものです。どんな手術でも、再発リスクが大きいのです。最初に、このことは頭のどこかに入れておいてください。

スウィング法によって、長期入院の悩みが解消された

この前の項目でお話したように、古い手術（ルック手術）には次の3つの大きな問題がありました。繰り返しになりますが、確認しておきます。

①術後がつらい
②手術しても、再発する危険がある
③手術の入院期間が長い

当院には、蓄のう症の相談で多くの方が見えます。

「蓄のう症がひどくなり、『手術できるところを紹介するよ』と近所の耳鼻科でいわれました。仕事が忙しくて、入院に必要な長期間の休みが取りにくいのです。長い間休むと、会社で机がなくならないかと不安です……」

「専業主婦ですが、蓄のう症で手術を勧められました。まだ子どもが小さいし、主人の世話もあります。長期の入院は無理なんです……」

「学生ですが、受験勉強で大事な時期です。手術をすれば鼻がスッキリして勉強がは

かどるとは思いますが、いま長期の入院はしたくありません」

みなさん、それぞれの事情というものがあります。

スウィング法のことをお話すると、その進歩にみなさん驚かれます。手術が楽なことにも驚かれますが、入院日数にもビックリされます。

ルック手術では1ヵ月ほどの入院が必要でした。スウィング法なら、入院期間は1泊2日だけですむからです。

1泊2日の入院なら、話はまったく違ってくると思います。その短期日数の入院・手術で、つらい蓄のう症の症状とサヨナラできるのです。加えて、再発リスクはとても低くなっています（繰り返しますが、好酸球が原因の場合は別です）。

しかも、スウィング法の手術時間はほぼ1時間です。

アレルギー性鼻炎と蓄のう症を併発している場合、同時に手術を行うため、手術時間は少し長くなります。それでも、入院は1泊2日です。

「手術が1時間なら、1泊しなくてもいいのでは？」

いまの話から、この疑問を持つ方がいるかもしれません。

スウィング法では、全身麻酔を使います。昔と比べ、麻酔もはるかに進歩しました。

ただ患者さんの安全を考え、念には念を入れて1泊していただいています。

なお、ここでお断りしておきますが、1回の手術でできるのは片鼻のみになります。両鼻に症状がある方は、1ヵ月ほど間をあけて反対側の手術を受けてもらう必要があります。

スウィング法は、多くの患者さんに受け入れられてきた

スウィング法の開発は1991年、開発からすでに25年が経過しています。蓄のう症の画期的な手術法でしたが、以後も改良を重ね、質の高い手術を追求してきました。現在は、改良を重ねたスウィング法になっています。

これまでの25年間、スウィング法で、数多くの患者さんを治療してきました。当院のウェブサイトなどで紹介していますが、この手術法もようやく知られるようになり、手術を始めた頃とは事情が様変わりしています。

「先生、蓄のう症の手術って大変なんでしょう？　1泊2日の蓄のう症の手術って本当ですか？」

開院した当初、患者さんからよく質問されたことを覚えています。

当時は、患者さんにつらい思いを強いるうえ、1ヵ月もの長い入院が必要な古い手術法しかありませんでした。そのイメージがあまりに強烈なため、患者さんも不安だったのだと思います。

いまは、まったく違います。スウィング法を説明すると、ほとんどの患者さんがうなずかれます。

「そうですか、ではよろしくお願いします」

こういうときは昔を思い、「時代は変わったな」と感じます。

「先生の手術はメリットが多いことは分かるけど、デメリットはないの？」

これも、患者さんからよく質問されることです。

「どんな手術でも、改善に個人差があることは否定しません。それを除けば、1泊入院して、全身麻酔をかけることぐらいですかね」

その質問には、こうお答えすることにしています。それが本当だからです。

スウィング法には、多くのメリットがある

1泊2日の入院だから、時間のやりくりが非常に楽になる

「1泊2日の入院だから、時間のやりくりが非常に楽になる」

これが短期入院のメリットです。

たとえば、休みの前日に手術をするとします。その日は、休みを取っていただくことになります。勤めがあれば会社を、学生であれば学校を、1日だけ休んでいただきます。

入院していただくタイミングは、手術開始の1時間前までです。手術したその日は当院に1泊していただきますが、翌日の休みの日には退院できます。その日は自宅でゆっくり休養し、次の出勤日には以前と同じ生活に戻れます。

会社であれ、学校であれ、休むのは1日だけです。風邪で1日の有給休暇をもらった、あるいは風邪で1日だけ学校を休んだ……。これと同じで、仕事にも学業にも、それほどの支障はないでしょう。

「私は主婦で、土日も休めない。いつ手術できるの？」

たしかに、家庭の主婦は休みがありません。

この場合、ご主人とよく相談し、どこかで1泊2日の時間を取ってもらうようにするとよいでしょう。あなたのつらさを分かっているご主人なら、それくらいはＯＫしてくれるのではないでしょうか。

手術後に家庭に戻った日は、家事を少し控えることが望まれます。それでも次の日には楽に家事がこなせ、普通にご主人やお子さんと一緒に過ごすことができます。

これなら、家庭の主婦でも手術ＯＫになるのではないでしょうか？　ただし、どの場合でも、手術中と術後の2時間は、ご家族に付き添いをお願いしています。手術を希望される場合、このところだけは調整をお願いしています。

さらに、古い手術であれば、手術後の通院回数の問題もありました。

スウィング法でも、手術直後は経過を見るために多少の通院は必要です。

それでも、古い手術とは比較にならないほど、術後の通院回数が少なくなります。時間のやりくりがどれほど少なくなり、楽になるか……。ここはよくお分かりになるでしょう。

加えて、治療とはいえ、通院の往復に割く時間や、自分の都合とにらめっこして予約時間を決める必要も減ります。この面でも、時間のやりくりが楽になります。

薬による治療と比べても、経済的負担は軽くなる

スウィング法によるメリットは、いまお話した時間的負担が減るだけではありません。経済的な面でも、大きなメリットがあります。

滞在日数が少なくなれば、それだけ入院費用が少なくてすみます。

手術は保険も適用されますので、この面からも経済的な負担が小さくてすみます。

また、高額医療費制度も適用されます。この制度は所得に応じて限度額が異なるため、病院のスタッフに相談されるとよいでしょう。

薬による治療に比べ、経済的負担が軽くなります。薬による治療と、スウィング法

の治療との経済的負担を比べてみましょう。

スウィング法による治療費は、薬代に換算するとどれくらいになると思われるでしょうか？　ざっと計算すると、個人差はありますが、1年分くらいになります。

つまり、スウィング法なら、薬1年分くらいの費用で元が取れると言えます。

私はこういう表現はあまり好きではありませんが、こう比較すると、そのメリットを理解していただきやすくなるでしょう。

さらに、薬で治療を続けていると、薬代をずっと払わなければなりません。それだけの薬代を使っても、根本的な解決ではないため、ずっとつらい症状を抱えていなければなりません。

スウィング法では、好酸球などが原因の特別な蓄のう症を除き、80％の方が完治します。こうした方で、蓄のう症が再発するおそれはほとんどありません。つまり、「二度目の手術はない」ということです。

薬の治療ではずっと薬代がかかりますが、スウィング法なら2年目以降の薬代がいらなくなるのです。経済的負担を考えると、1年で元が取れることに加え、これはかなり大きなメリットといって間違いありません。

また、スウィング法なら、通院回数が減ります。通院回数が減れば、そのつどの治療費や交通費といった経済的な負担が小さくなります。これは当たり前の話です。

手術後は鼻がスッキリして、精神的負担からも解放される

いまお話してきたように、時間的負担や経済的負担が減ることは、スウィング法の大きなメリットです。スウィング法では、患者さんの精神的負担も軽くなります。

鼻がつまる、黄色いウミのような鼻水が出る、頭が重い、頭痛がある、嫌なにおいがするなど、蓄のう症の方はさまざまなつらい症状を抱えています。その症状からイライラしたり、集中力が低下したり、持続性がなくなったりします。

症状がひどくなればなるほど、これらの精神的負担は大きくなってきます。

勤めている方なら、仕事でつまらないミスをする原因になります。学生なら授業に身が入らないうえ、テストでつまらない計算ミスをしたりすることになります。

その悩みは、当の本人でなければ分かりません。薬による治療は、問題を根本から解決してくれません。

スウィング法で大きく変わる呼吸量

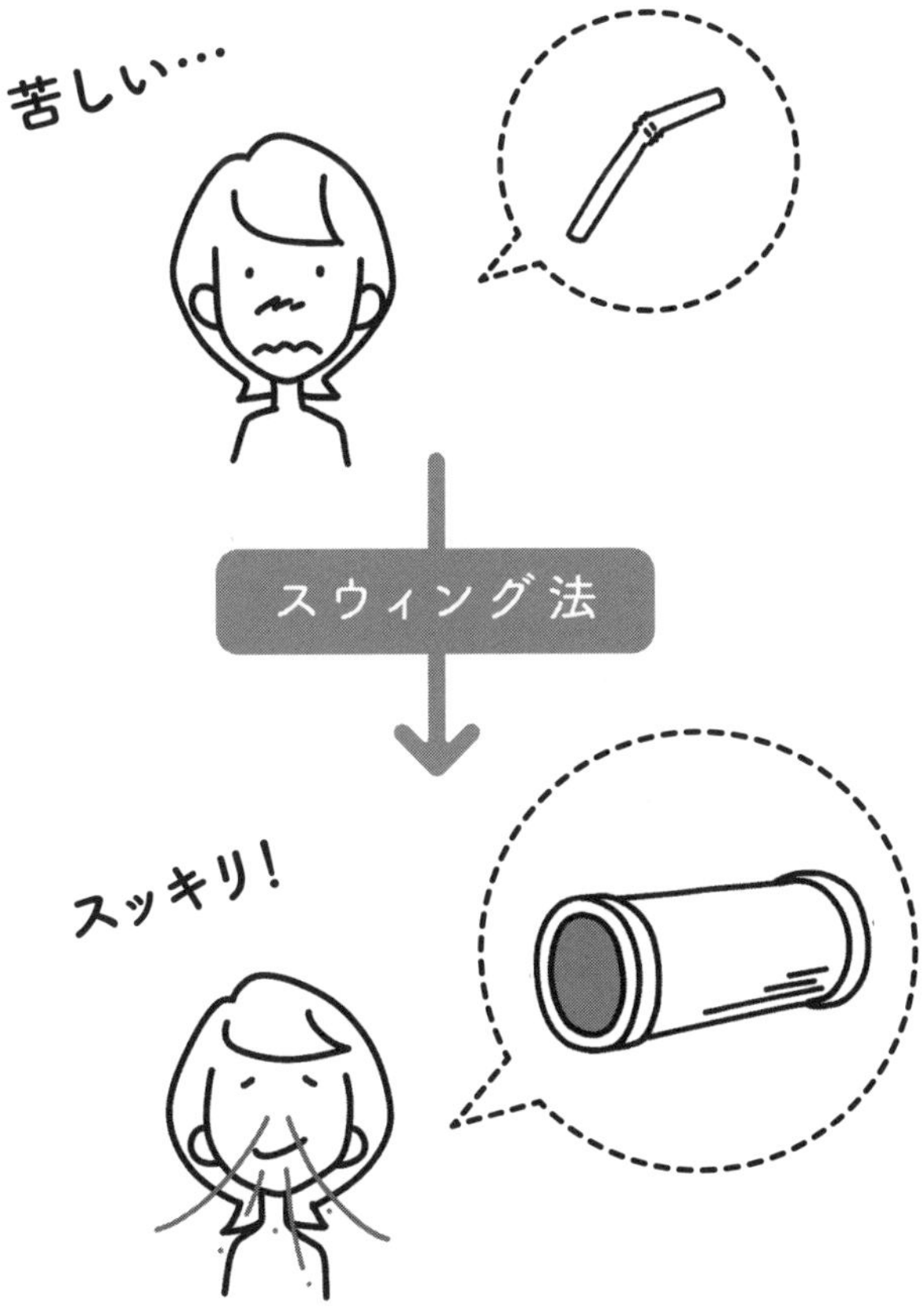

スウィング法による治療は、根本を解決する治療法です。術後は鼻がスッキリし、さまざまなつらい症状がきれいになくなります。

症状がなくなれば、精神的負担を抱えている必要はなくなります。このメリットも、ぜひ知っていただきたい大きなポイントです。

ここで、鼻がスッキリしたあなたを想像してみてください。

「鼻の穴がストローから土管になった！」

術後、多くの患者さんはこんな感想を漏らします。そんなあなたを想像すると、精神的にとても楽な生活になると思いませんか？

いいえ、そんな自分を想像するだけで、もう精神的負担は軽くなってしまうのではないでしょうか？

スウィング法は、年齢に関係なく受けられる手術

スウィング法なら、それほど年齢を考える必要はありません。これまで、私が手術した患者さんの最高齢は82歳の男性でした。

「このお年なら、手術しなくてもいいのでは？　お薬で治療していてもいいのではないですか？」

こう申し上げたのですが、「いや、鼻がつまっていると眠れない。ぜひ手術したい」といわれたので、手術しました。

「先生、人生が変わりましたよ」

手術後、その方はうれしそうにいわれたものです。

「先生、孫に嫌われたくないから、蓄のう症の手術をしたい。いつも鼻をグズグズさせているので、孫に『あっちに行って』といわれてしまいました」

こんな患者さんもいました。この方も70歳を超えている方でしたが、手術を受けていただきました。

一方、子どもの蓄のう症の相談も少なくありません。

「子どもの蓄のう症を良くしてあげたいと思うのですが、進学で大切な時期なので、学校を長く休ませたくありません。どうしたらいいのか、困っています」

「来年、子どもの受験があります。早く治して受験勉強に集中させてあげたい」

進学や受験を控えた子どもをお持ちのご両親の中には、こんな悩みを打ち明ける方もいます。

学生であれば、手術する金曜日を休むだけです。月曜日から学校に戻ることができ、勉強に大きなエアポケットをつくらずにすみます。

「子どもの場合、何歳くらいから手術を受けることができるでしょうか?」

これもよく受ける質問ですが、〝何歳から〟ということでは決まりません。いろいろなタイプの子どもがいるからです。

鼻を触らせてくれる子どももいれば、触られることを嫌がる子どももいます。また、手術後につめ物を抜かなければなりませんから、ある程度は我慢できるかどうかも考えなければなりません。

「ちょっとした治療ができる子どもであれば、手術は可能」

子どもの場合、こう考えていただいてよいと思います。

患者さんが子どもの場合でも、大人と同じステップを踏みます。いろいろな症状を診察させていただき、話もさせていただきます。そのうえで手術ができる、あるいは望まれる場合は、手術をすることになります。

スウィング法が、つらい蓄のう症を解決する

内視鏡手術のため、顔には傷が残らない

ここで、スウィング法の具体的な話をしましょう。

最初のほうで少し触れましたが、スウィング法は私が開発した画期的な蓄のう症の手術法です。

手術の説明をすると、患者さんからよく質問されます。

「先生の手術は、どこを切るのですか？」

蓄のう症の古い手術法では、上顎の歯ぐきを切開していました。そのためにいろいろなトラブルや問題を招くことになっていましたが、最近の蓄のう症の手術では、内視鏡がよく用いられるようになりました。

鼻の手術に限らず、しばらく前まで、内視鏡を使う手術はとても難しいものでした。現在は器具や手術法も進歩し、治療実績もグンと上がっています。

お腹などの内視鏡手術では、小さな穴を2つあけます。1つは、確実に手術するための小さなカメラを入れるための穴です。もう1つは、実際に手術を行う器具を入れるための穴です。

「鼻の手術に内視鏡を使うって、どこかに穴をあけるの？」

最近は内視鏡のことをご存じの方も多く、こんな質問を受けることがあります。

「鼻の内視鏡では、穴をあけません。その必要がないからです」

こう答えると、患者さんは不思議そうな顔をします。なぜか、その理由がお分かりでしょうか？

「最初から、手術に必要な穴があいている」

これが答えですが、「ああ、なるほど」と思われたのではないでしょうか？

そうです、鼻には穴があいています。この穴は専門的には「外鼻口」といいますが、この穴があるために、蓄のう症の内視鏡手術では穴をあける必要がないのです。

手術では、世界最軽量の最新式の内視鏡を使います。その先端に、世界最軽量のハ

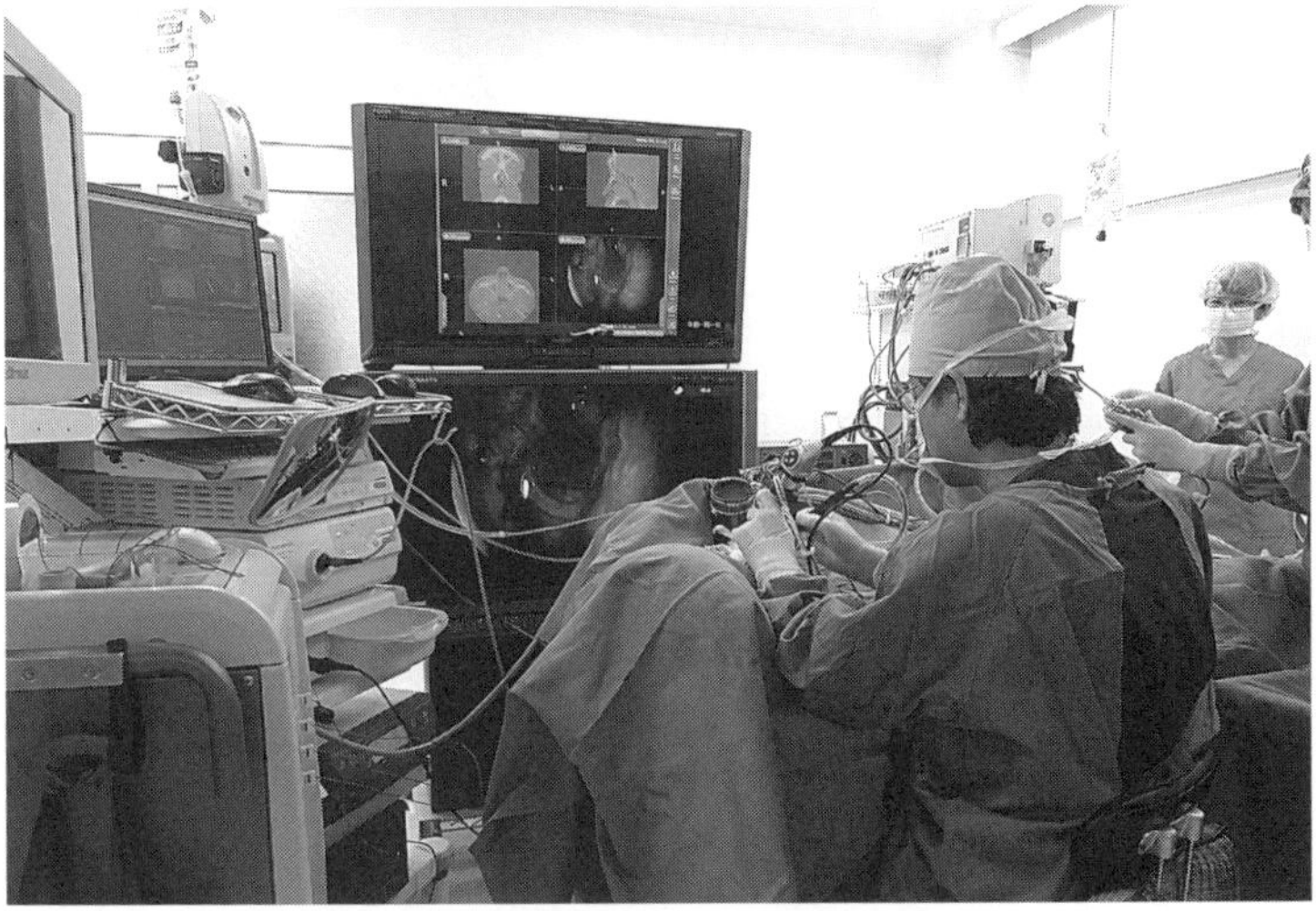

手術は最新の機器を使って安全に行われる

イビジョンのヘッドをつけます。私の右手は手術用の器具（電気メスなど）を操作し、左手はハイビジョンカメラをあやつります。

手術室には私と麻酔医、それに看護師の3人が入ります。麻酔医は、バイタル（呼吸、血圧、脈拍などの数値）を見ます。上の写真は、モニターを見ながら、私がスウィング法で手術を行っているときの写真です。

私の目の前には、上下2段のモニター（画面）があります。上はCT画像で、下はハイビジョンによる画像です。モノクロで分かりにくいと思いますが、ハイビジョンによる画像ですから、実際の画像は鮮明です。

ハイビジョンによるカラー画像は、実際に手術が行われている場所の画像です。

CT画像は、内視鏡の先端が入っている場所の画像です。正面と断面、それにサジタール（左右断面）の3方向で出てきます。

このメカニズムは、人工衛星を使うカーナビと同じです。この画像で、内視鏡の先端がどこにあるかをナビゲーションします。

手術では、絶対に入ってはいけないところがあります。たとえば、頭蓋とか目などがそうした場所になります。CTによるこのナビゲーションでは、「いまはこの横にいます」という情報を得ることができます。

CT画像は全体の画像、ハイビジョン画像は手術を行っている局所の画像です。このようにして、2つの画像を見ながら手術を行うため、より安全に手術を進めることができます。

スウィング法なら、再発リスクが低い

古い手術（ルック手術）や、内視鏡を使う他の蓄のう症の手術と比べ、スウィング法は再発リスクが低くなる――。

自信を持ってこう断言できます。本当は「再発リスクゼロ」といいたいのですが、患者さんの生活習慣などもあり、そういえないのが実情です。また、好酸球が原因の蓄のう症は、再発リスクが高いことが分かっています。

再発リスクが低い理由について、ちょっとだけ専門的な話をします。

内視鏡で蓄のう症の手術をする場合、内部の空間は狭いし、やりにくいものです。さらに、鼻の中で、傷つけてはいけない部分もあります。その部分が、「鼻涙管」と呼ばれる部分です。

鼻涙管という言葉は、聞き慣れないと思います。涙は基本的に鼻に流れる仕組みになっていますが、鼻涙管はその管です。

この鼻涙管が傷つくと涙が鼻に流れず、目にたまってしまいます。泣きっぱなしに

なるため、ずっとハンカチで涙を拭いていなければならない状態になります。

鼻の奥には、大きな空洞があります。第2章で、この空洞を「副鼻腔」ということは紹介しました。

この空洞のいちばん上に、自然口があります。これが、粘液が外に出る出口です。この自然口を手術でいかに大きくするかによって、再発しやすいかどうかが決まってきます。

その空洞にメスが入っていく前に、鼻涙管が邪魔をしています。そのため、その奥に入っていけず、自然口を大きくすることができないのです。

鼻涙管を取ってしまえば楽に奥に入っていけますが、鼻涙管にも大切な役目があって、傷つけたり、取ったりするわけにもいきません。

再発しない蓄のう症の内視鏡手術では、ここが大きな悩みだったのです。

たとえば、広い庭に入りたいのに、狭い入り口に門番がいて入れないようなものです。門番に辞めてもらえば簡単に庭に入れますが、門番にも生活があります。その門番を左右に動かすことができれば、入り口が狭くても、庭に入れます。

分かりやすくスウィング法を説明すれば、次ページの図のようになるでしょう。

手術を困難にする鼻涙管

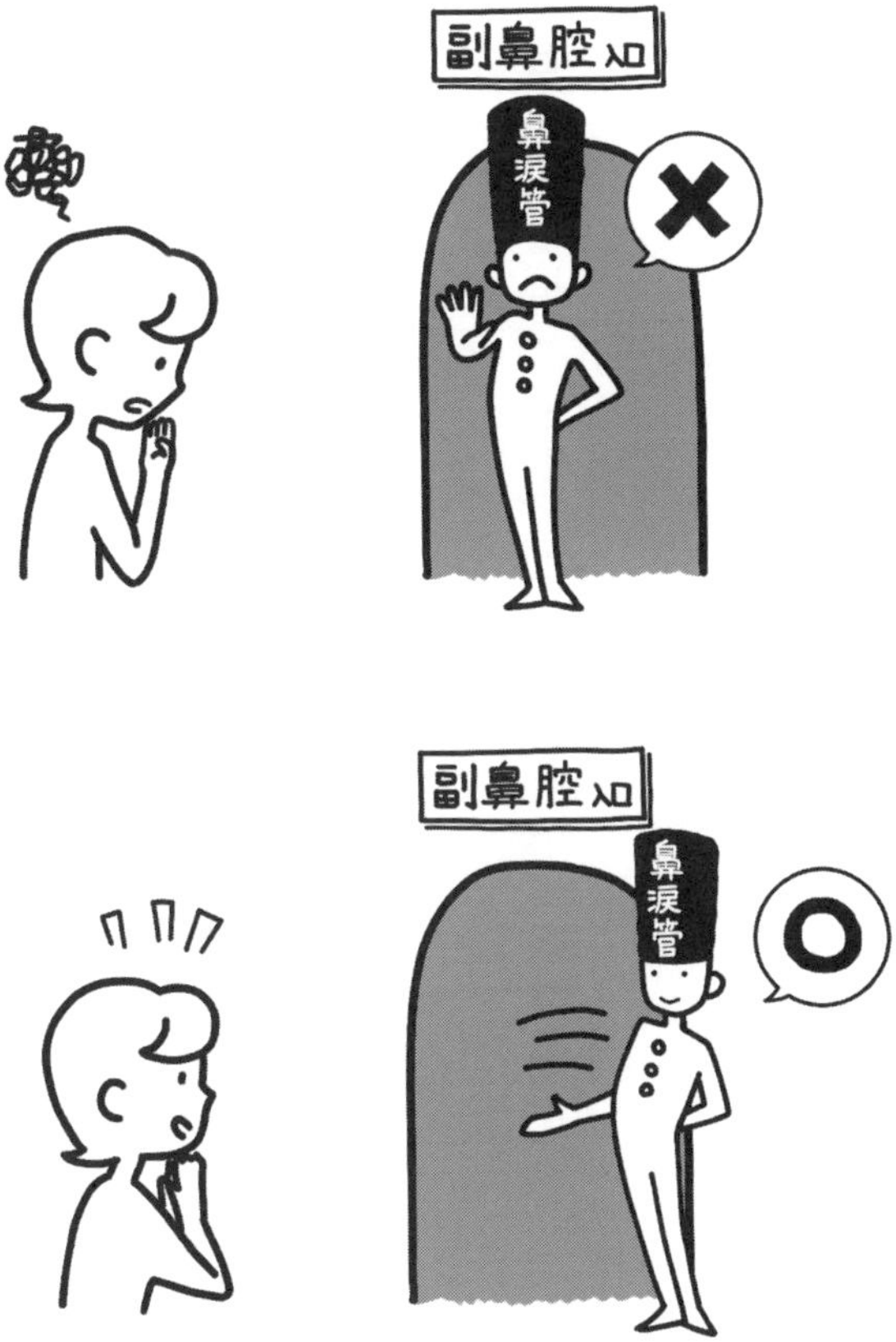

鼻涙管を傷つけてはいけないのなら、正確に、安全に出して、左右にスウィングさせながら自然口を広くあける――。

これが、スウィング法です。

内視鏡を使う一般的な蓄のう症の手術（ＥＳＳ）では、自然口が大きくあけられません。そこから、再発リスクが高くなります。

スウィング法では鼻の奥まで安全に入れるため、自然口を広くあけることができます（次ページ図）。このため、再発リスクが非常に低くなるのです。

何度も登場しますが、好酸球が原因の蓄のう症は、どんな手術をしても再発しやすいことが分かっています。

再発した場合、症状に応じた治療を加え、患者さんとも相談しながら、できるだけ楽な生活ができるようにしています。

現在のところ、好酸球が原因の蓄のう症に対しては、これが最善の治療法と考えられています。

自然口を大きくできるスウィング法

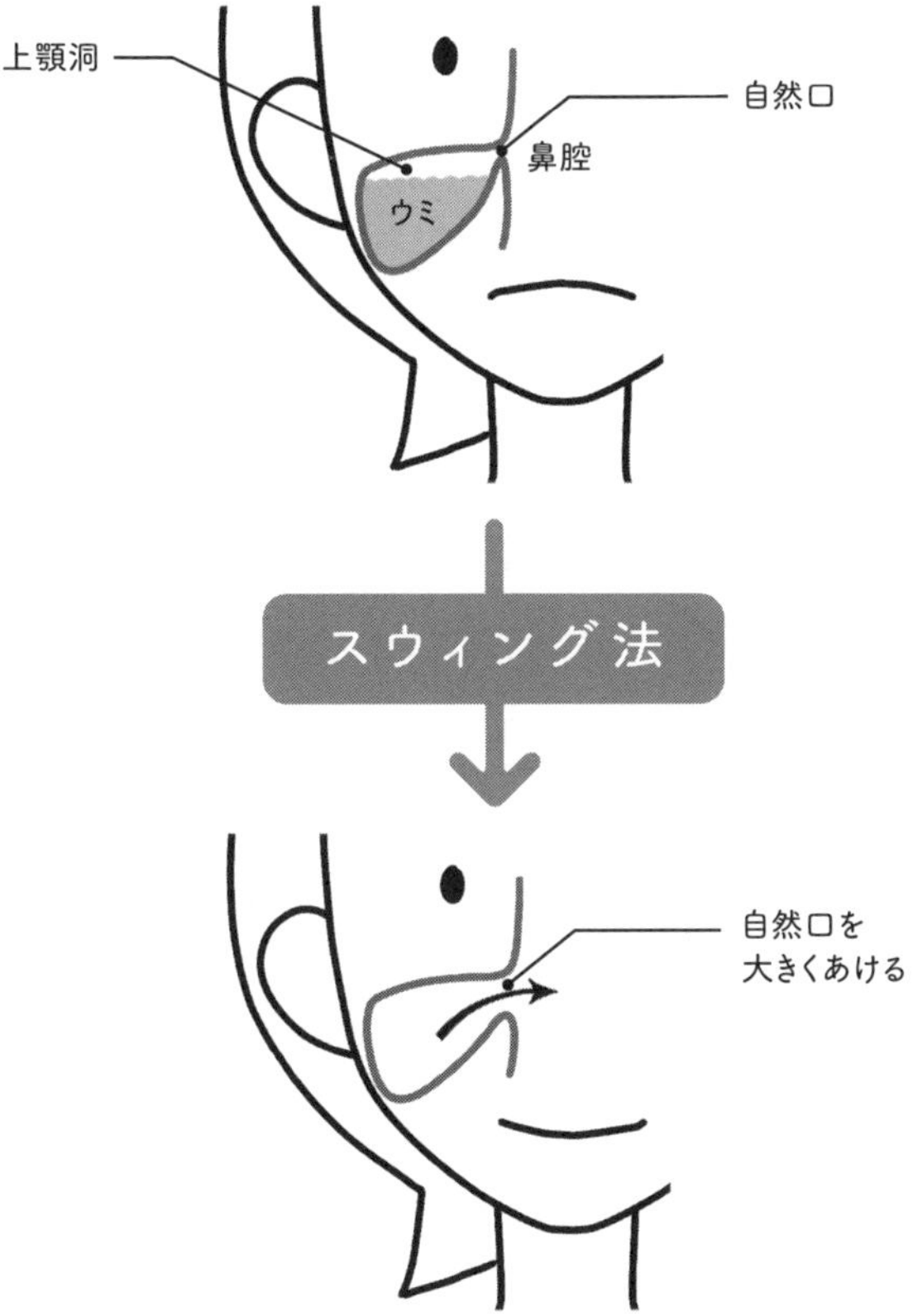

自然口を大きくすると、再発の可能性が非常に少なくなる

スウィング法は、あるヒントから生まれた

このスウィング法の誕生には、一つのヒントがありました。

前に赴任していた病院は、子どもの蓄のう症が大変多い病院でした。それを何とかしたいと大学のA教授に相談したところ、こういわれたのです。

「粘膜下の骨を切除（取り除く）したら、少しは開きやすくなる」

さっそく、その方法を行ってみました。しかし、以前とほとんど変わりません。そこで、私は重ねて質問しました。

「それをしたら、その次はどうするのですか？」

すると、A教授はこういったのです。

「それは、自分で考えなさい」

ここで役立ったのが、耳の手術経験でした。

以前、私は耳の手術を専門にしていた時期がありました。耳のそばには顔面神経という神経が走っていて、手術ではこの神経に注意が必要です。

顔面神経を傷つけると、顔にシワを寄せたり、目を閉じたりできなくなります。また、傷つけてしまった側の口が下がるため、食べ物やよだれが出てしまいます。

耳の手術を専門にしていたその当時、B教授に質問したことがありました。

「B先生、そこは顔面神経があるので、どうするのですか?」

すると、B先生はこういわれたのです。

「怖かったら、ちゃんと安全なところまで出したらええやないか」

A教授から「自分で考えなさい」といわれたとき、このB教授の言葉を思い出したのです。

耳も鼻も同じで、怖いのなら安全に出し、自分の目で確認しながら手術すればよい。鼻涙管を傷つけてはいけないなら、正確に、安全に出して、左右にスウィングさせながら奥を広くする。

このことに気づいたとき、蓄のう症の新しい手術法で、再発リスクを大きく抑えられるスウィング法が誕生したのです。

スウィング法は、ジャパン・オリジナルの手術法

蓄のう症の手術の歴史で、鼻涙管を出して動かす手術法は世界初のものでした。まだ内視鏡がはしりの頃でしたが、最初の手術から大成功しました。

当時の内視鏡は光学式で、医師が内視鏡をのぞき込むタイプでした。医師が目で直接位置を確認しながら、手術をしていたものです。

現代はデジタル時代です。内視鏡の先端には医療用の超小型ハイビジョンカメラがつけられ、手術の様子はカラーでモニターに映し出されます。当院では、ＣＴを使うナビゲーションシステムも導入しています。

「技術の進歩というのはすごいものだ」

いまさらながら、こう実感させられます。

私がこの手術法を開発したのは、内視鏡が登場したばかりの時代です。

この手術法の話をすると、耳鼻咽喉科の先生でも理解してもらえませんでした。聞いたこともない手術法だったため、無理もなかったでしょう。

「スウィング法？　はぁ、何それ？」

いってみれば、こんな感じでした。

私がガッカリしたことはいうまでもありません。その後、日本耳鼻咽喉科学会の会報に投稿したり、日本鼻科学会総会の学術講演会などで報告を行ったりしました。

その結果、現在ではスウィング法はよく知られるようになりました。耳鼻咽喉科学会では、難しい「鼻涙管下鼻甲介スウィング法」ではなく、「スウィング法」で通るようにもなっています。

最近、東京の有名私立医大病院でも行われるようになりました。

その医大病院の名前は、「ああ、あそこ」と誰でも知っています。それほど歴史と伝統と実績がある大病院です。その病院が行うようになったのは、スウィング法の良さが評価されたためです。以後、全国的に広がりを示しはじめています。

現在、世界の流れとして、蓄のう症の治療では内視鏡による手術が一般的です。ただし、私が行っているスウィング法ではありません。

「スウィング法は、ジャパン・オリジナルだ」

ほとんどの手術は、外国から入ってきます。九州の某国立大学の先生は、日本発のスウィング法をこう評価してくれました。

学会などで発表しているものの、誰でもスウィング法が簡単にできるわけではありません。多くの耳鼻咽喉科の先生が、私の手術を見学に来ます。スウィング法を身につけたいと、当院で1年ほど研修をした先生もいます。

スウィング法がもっと広がり、多くの方々が鼻の病気から解放される——。

このことが私の大きな願いです。

第5章

ひどい鼻炎が治る手術はこうして受ける

問診から手術前日は、このように進む

問診を行って、手術可能かどうかを判断する

アレルギー神経切断法とスウィング法について、だいたい理解していただけたのではないかと思います。

この2つの手術は内視鏡を使い、鼻の穴を経由して鼻の中の手術をします。細かな手術内容は異なりますが、それは手術を行う私にとっての話です。患者さんにとっては、2つの手術の受け方は同じと考えていただいてかまいません。

アレルギー性鼻炎や蓄のう症の相談で来院されると、いろいろな話をさせていただきます。そこで手術を希望されると、まず問診を行います。

治療前なのか、数ヵ月通院治療してきたのかなどの治療経過を聞き、現在の状況を

診察します。手術は、保険がきくこともお話します。

当然ですが、次のように患者さんの状態によって選択する手術が異なってきます。

◉アレルギー性鼻炎だけの場合……アレルギー神経切断法

◉蓄のう症だけの場合…………スウィング法

◉両方を併発している場合………アレルギー神経切断法とスウィング法

手術を選択する際、実際に手術ができるかどうかも大きなポイントになります。アレルギー性鼻炎でも、蓄のう症でも、持病によっては手術が受けられないケースがあります。

①狭心症や心筋梗塞（「虚血性心疾患」といいます）の持病がある方

②私がコントロールしきれないような重症のぜんそくの方

③ぜんそくの治療をしていても、ゼイゼイする（「喘鳴」といいます）方

④脳梗塞などで、血液をサラサラにする薬を飲んでいる方（薬をやめられればよいのですが、内科の先生が薬がやめられないといわれる場合）

残念ですが、こうした方は手術が受けられません。当院のアレルギー神経切断法とスウィング法だけでなく、他院でも手術は受けられません。患者さんの生命の安全を

考えると、手術は避けるべきだからです。

患者さんが手術できないとなった場合、私は、その患者さんと症状に応じた治療法を提案します。

手術OKなら日時を決め、手術8週間前から術前検査を行う

アレルギー性鼻炎の場合は両側同時ですが、蓄のう症の場合は、片側だけの症状だと1回の手術で終わり、両側だと片側を手術した1ヵ月後に、もう片方の手術を行います。

アレルギー性鼻炎と蓄のう症を併発している場合、鼻から入るアプローチは同じですから、同時に手術をします。両側で蓄のう症を併発している場合は、いまお話したように2回の手術になります。

手術OKと判断されると、手術までのスケジュールを決定します。

まず、手術日時を決めます。手術は予約制になっているため、患者さんが希望される日時が取れないケースもあります。その場合、患者さんによく考えていただき、患

者さんの希望に添えるような手術日時を決定します。

手術日時が決まると、そこからさかのぼり、8週間以内に術前検査を行います。「術前検査は8週間以内が有効」と定められているため、この期間内に行うのです。この検査では、血液と尿の検査を行います。

アレルギー性鼻炎の場合、血液検査でアレルゲンを調べます。患者さんによって、アレルゲンはいろいろ違っています。

患者さんには、アレルギー性鼻炎の手術をするだけでなく、手術後の生活のことも考えてほしいと思っています。再発リスクをさらに下げるためには、日常生活に復帰されてからが大切になるからです。

この検査をしておけば、日常生活でのアドバイスができます。そのために、こうしたことを調べておく必要があると考えています。

その結果が出る頃に、再受診していただきます。手術の6週間前ほどになりますが、胸部レントゲン、呼吸機能、心電図の検査を行います。

このとき、麻酔科の診察も受けていただきます。手術では麻酔科医が全身麻酔をかけますが、その麻酔に必要な内科的診察です。

手術1週間前に、オリエンテーションを行う

手術の1週間前には、オリエンテーション（説明）も行います。

オリエンテーションでは手術の詳しい説明と、その前後の注意事項などについて説明します。これまでの治療経過や検査結果などを参考に、患者さんとよく話し合い、それぞれの方に最適の説明を心がけています。

手術の1週間前には、炎症を止める少しきつめの薬を飲んでいただきます。このとき炎症がなければ、術中の出血は少ないと考えることができます。また、術後の治りも良くなりますので、必ず飲んでいただきます。

麻酔の関係から、手術の3日前から禁煙をお願いしています。

手術の前日（入院前日）は、だいたい12時間前から飲食は禁止になります。当然、アルコール類も禁止です。入浴とシャンプーをすませ、睡眠前に胃酸を抑える薬を飲んでいただきます。これらはみな、麻酔に関係する処置です。

手術当日に入院して、手術を受ける

1時間前に入院して、手術はすぐに終わる

手術当日は、朝から飲食禁止です。入院は、手術開始予定時間の約1時間前で十分です。手術前に、トイレもすませておきます。

手術前には貴金属、入れ歯、コンタクトなどは外していただきます。貴金属や入れ歯を外してもらうのは、手術で電気メスを使うためです。コンタクトは、落としたときに探せないために外していただきます。お化粧も落としていただきます。

手術の前に、全身麻酔をかけます。

麻酔ではマスクをし、喉にチューブを入れます。安全のために、昔は声帯を越えて気管にまでチューブを入れていました。

しかし現在は、「ラリンジアルマスク」という方法で、声帯の上くらいまで入れて、そこで換気をします。

この方法だと声帯を傷つけることもなく、気道に対してもやさしい方法になっています。もちろん、患者さんにとっても楽な方法です。

手術の時間は、1時間から1時間半程度です。手術内容により、時間には若干の違いがあります。

アレルギー性鼻炎と蓄のう症を併発している場合、アプローチは同じですから、同時に手術します。両方を一度にやらないと、入院日数が倍になってしまいます。

麻酔法の進歩で、最近の麻酔はとてもシャープに効き、シャープに覚めます。極端にいうと、ラリンジアルマスクを抜くと覚めます。

「もう終わったんですか?」

患者さんの中には、こんな会話ができるほど覚める方もいます。

手術が終わると、約1時間で水が飲めます。約2時間で食事ができます。また、約2時間程度で歩くこともできます。ここで、トイレに行くことができます。

手術中と術後の2時間は、家族に付き添いをお願いしています。何かあるといけな

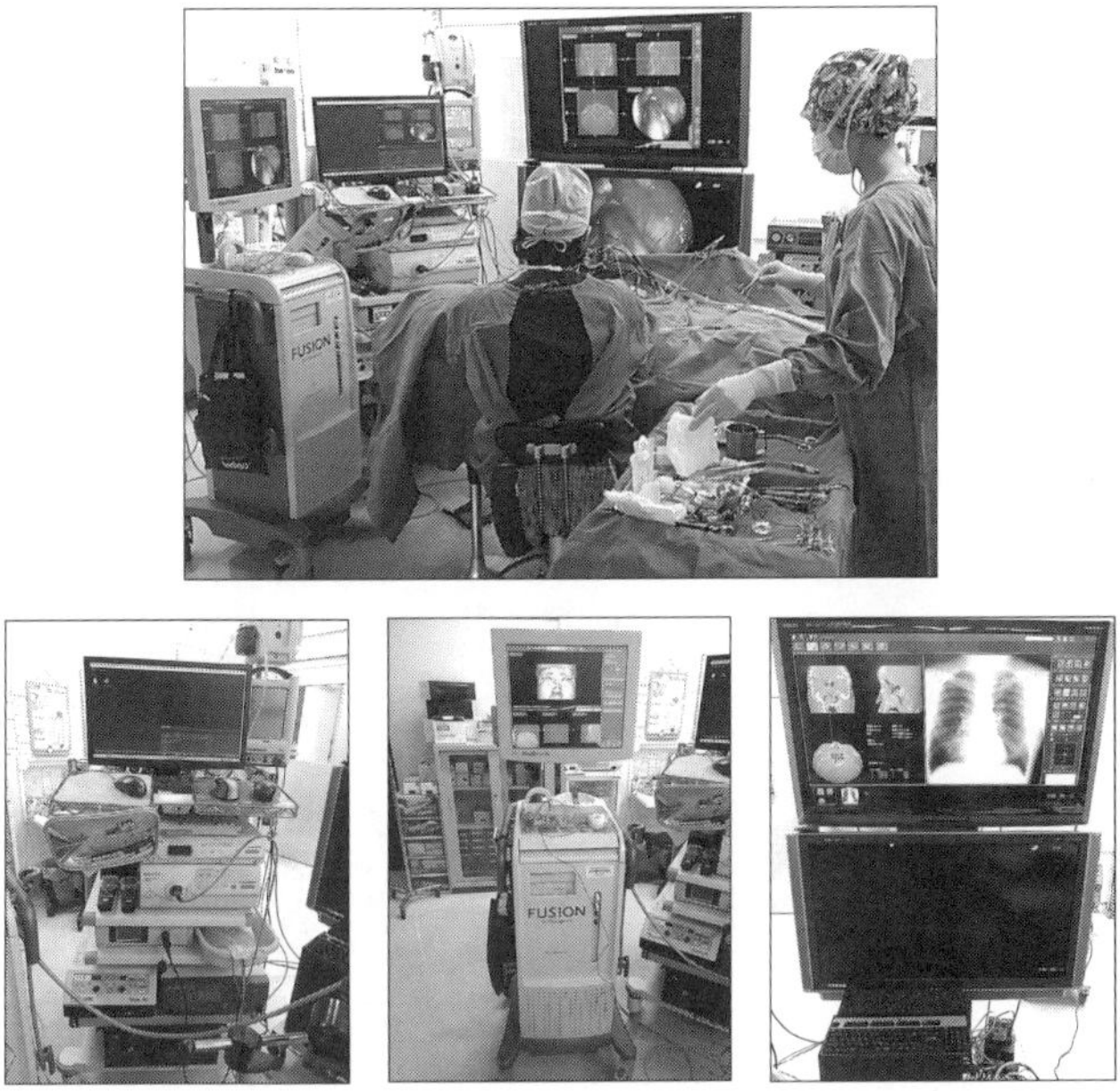

最新の設備と技術が負担の少ない手術を可能にしている

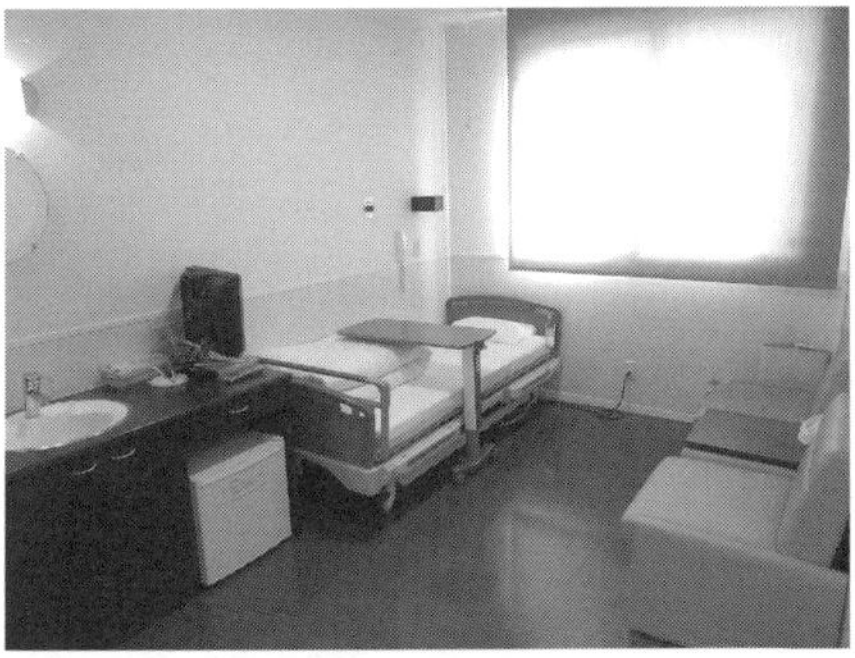

術後もゆったり過ごせる個室が用意されている

いので、念のために家族の方に一緒にいてもらっています。

術後、鼻水が混じった少量の鼻血が続きますが、問題はありません。出血が気になる場合、申し出ていただきます。診断のうえ、適切な処置を行います。

食後には毎回、抗生剤と痛み止めなどの薬を飲んでいただきます。これでまず痛みはありませんが、痛みがおさまらない場合、坐薬などを処方します。

止血のため、現在の日本の一般的な治療では、術後に鼻にガーゼをつめます。あとのことも考え、当院では指サックにスポンジを入れたものをつめています。スポンジをつめたあと、鼻をかんだり、すすったりしないようにしていただきます。

出血の原因になりますので、手術後2週間はアルコール禁止です。また、スポーツや重労働をしないようにしていただきます。

翌日につめ物が取れて、すぐに退院できる

手術の翌日、鼻につめたスポンジを抜きます。ガーゼをつめる手術を行っているところは、だいたい1週間後にガーゼを抜くようです。

当院のスポンジは指サックに入っているため、抜くときもスポンと抜けます。止血の処理をして、退院になります。

スポンジを抜いたあと、強く鼻をかまないようにしていただきます。鼻をかむときは、片方ずつそっとかむようにしていただきます。

手術後の2~3日間は、少量の鼻血が出ることがありますが、心配はいりません。術後の2日目、鼻血や痛みがないか、当院から電話で確認します。

退院後も食事制限はありませんが、出血を防ぐため、アルコールは2週間禁止です。また出血を防ぐため、強く力まないことや2週間は運動を控えていただきます。鼻をかんだり、すすったりもしないようにしていただきます。

手術後2日目からシャワー、シャンプーは可能ですが、1週間は湯船につからないようにしていただきます。手術後8日目で入浴ができますが、入浴は出血の原因にもなるために長湯は控えていただきます。

手術の4~5日後に、1回来院していただきます。どうしてもカサブタがたまるため、来院していただいてその処置を行います。

通常の仕事はOKですが、無理をしないようにしていただきます。

旅行は、2~3週間は避けていただきます。飛行機は、1ヵ月間乗らないようにしていただきます。飛行機に乗ると気圧が変わって圧力がかかるため、出血するケースがないとはいえないからです。

遠方から手術を希望される方も多くおられますが、この場合、飛行機NGが最大の問題です。

北海道や沖縄から受診した患者さんは、船で帰っていただきました。中国からも手術希望者が来られますが、2、3週間~1ヵ月は術後治療も考えて大阪に滞在してもらっています。その間を利用して日本を旅行する方もいますが、そのときも飛行機はNGとお話しています。

手術後のケアは、ここに気をつける

風邪は悪化のもとなので、十分に注意する

アレルギー性鼻炎の手術の場合、週1回の通院が必要です。蓄のう症では、週に1〜2回の通院が必要です。

普通は2〜3週間、長くても1ヵ月で状態は落ち着きます。通院期間は、少しずつ間隔を置くようになります。運動する場合、医師に相談してから行うようにしていただきます。

とくに、風邪やインフルエンザを引かないこと。術後すぐでも時間が経過しても、ここが最も気をつけてほしいポイントです。

風邪やインフルエンザを引くと、術後に良い状態でも、症状が悪化します。健康管

理には十分に留意し、風邪やインフルエンザを引かないようにしてください。

慣れてしまう方もいますが、中途半端に治療しないでいると、再発します。再発を防ぐために、術後の良い状態に戻すまで、繰り返し治療を行うことが大切です。また、放置して治療を行わなければ、好酸球が原因の場合は5～6年で元の状態に戻ってしまいます。油断せず、根気強く治療を続けることがとても大切です。

生理食塩水の鼻うがいで、鼻をきれいな状態に保つ

アレルギー神経切断法でも、スウィング法でも、術後のセルフケアでは鼻洗浄が重要になります。

とくに、スウィング法による蓄のう症の手術では、自然口を大きく開けて新しい空間をつくっています。そこにカサブタがたまりやすいため、洗浄してきれいにしておくことが大切になるわけです。

鼻洗浄は、市販の洗浄器を使う方法とそれ以外の方法があります。

市販の洗浄器を使う場合、決して高価なものである必要はありません。簡単な洗浄

器で結構ですから毎日、朝夕2回の鼻洗浄をしましょう。外出から帰ったときも、洗浄器で鼻洗浄してください。

鼻洗浄は、やりすぎて問題になることはありません。初めは慣れないかもしれませんが、徐々にうまくできるようになると思います。

鼻うがいは、市販の洗浄器を使わなくてもできます。その場合、100均ショップで買えるドレッシングボトルを使います。

「なぜ、ドレッシングボトルなの？　他のボトルはダメなの？」

不思議に思うかもしれませんが、このボトルにあるノズルが重要なのです。実行してみると分かるでしょうが、このボトルは鼻洗浄にすごく役に立ちます。

ドレッシングボトルを使う洗浄では、洗浄液として、生理食塩水（1リットルに塩1グラムの食塩水）をつくります。鼻が乾燥しているときは、少し薄め（1リットルに塩0・5グラム）にします。薄めにするのは、刺激を少なくするためです。どちらの場合も、鼻うがいの前に人肌に温めるとよいでしょう。

では、ドレッシングボトルを使って、どう鼻うがいをすればよいのでしょうか？

少し下を向き、片方の鼻を指で押さえ、ノズルを利用してもう片方の鼻からゆっく

ドレッシングボトルによる鼻洗浄

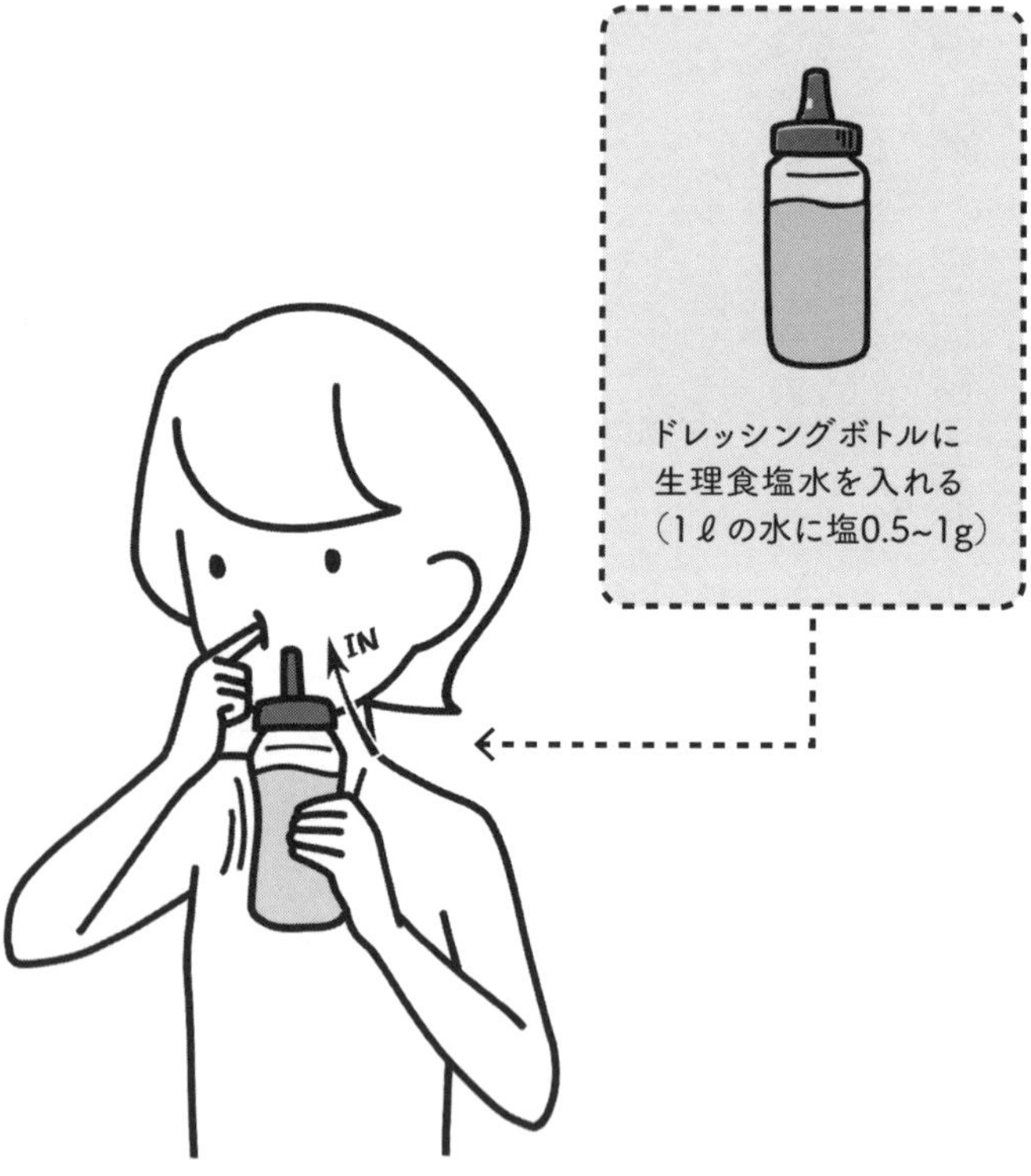
IN
ドレッシングボトルに
生理食塩水を入れる
（1ℓの水に塩0.5~1g）

片方の鼻の穴を指でおさえ、もう片方の鼻の穴から
生理食塩水を入れて、「えー」と声を出して口から出す。

りと洗浄液を入れます（前ページ図）。このときに「え～」といった声を出すと、口から洗浄液が出てきます。声を出すと、むせることがありません。これを3～5回ほど繰り返します。もう片方も、同じ要領で行います。最後に、鼻の奥にたまっている洗浄液を出すため、軽く鼻をかみます。

注意していただきたいことは、洗浄液を飲み込まないようにすることです。飲み込んでも害はありませんが、洗浄中に飲み込むと、鼻の中の水が耳管から耳に逆流することがあります。まれですが、中耳炎になるケースがあるからです。

この鼻うがいも慣れが必要ですが、実行しているといつの間にか自然になります。

普段の生活でも、このポイントに注意する

鼻洗浄以外にも、気をつけたいセルフケアのポイントがあります。

▼タバコを吸っていたら、禁煙する

タバコの煙で、鼻が悪くなります。とくに鼻の粘膜が弱い人は、禁煙しましょう。がん予防のためにも、禁煙は大切です。

▼帰宅したら玄関先で服をはたき、服についた花粉を落とす

服についた花粉は、アレルギー性鼻炎を再発させる引き金になります。アレルゲンとの接触を避けるため、この注意が大切になります。

▼手洗いとうがいをする

手にも、いろいろなアレルゲンがついています。洗わずにそのままにしていると、アレルギー性鼻炎を再発させる大きなリスクになります。うがいもまた、同じ理由から大切です。

アレルギー性鼻炎だった人には、さらに注意点がある

▼空気清浄機を活用する

まずは、部屋の中に漂っているホコリなどを取り除き、空気をきれいに保つために、空気清浄機を上手に活用したいところです。

▼布団・畳・カーペットを清潔にする

ダニは布団、畳、カーペットが温床になります。花粉が飛ぶ時期は布団を外に干さ

ず、布団乾燥機を使いましょう。

カーペットや畳も、ダニの住処になりやすい場所です。とくに、畳の上にカーペットを敷いている場合は要注意です。

できればカーペットの上には家具をおかず、定期的にカーペットを外して掃除してください。

▼こまめに床掃除をする

ダニの死骸も、アレルギーの原因になります。

ダニは重いために空気中に浮かばず、ほとんどは床に落ちています。花粉も重いため、床に落ちています。

夜、顔を横向きにして寝ていると、顔の周囲の床や寝具についているダニなどを吸い込んでしまいます。そのことがきっかけになり、再発するケースもあります。

空気清浄機を使うのもいいのですが、床掃除も非常に大切です。また睡眠中にマスクを使うことも有効です。

▼外出時にはマスクを使う

いま、睡眠中のマスク使用について触れました。最近は医療用マスクも売られています。このマスクなら花粉を通さず、外出中でも鼻の防衛ができます。

ここでの注意ポイントを守っていただくと、再発リスクがぐんと低下します。スッキリした鼻の状態が続くことになります。

第6章

子どもの口呼吸は危険なサインである

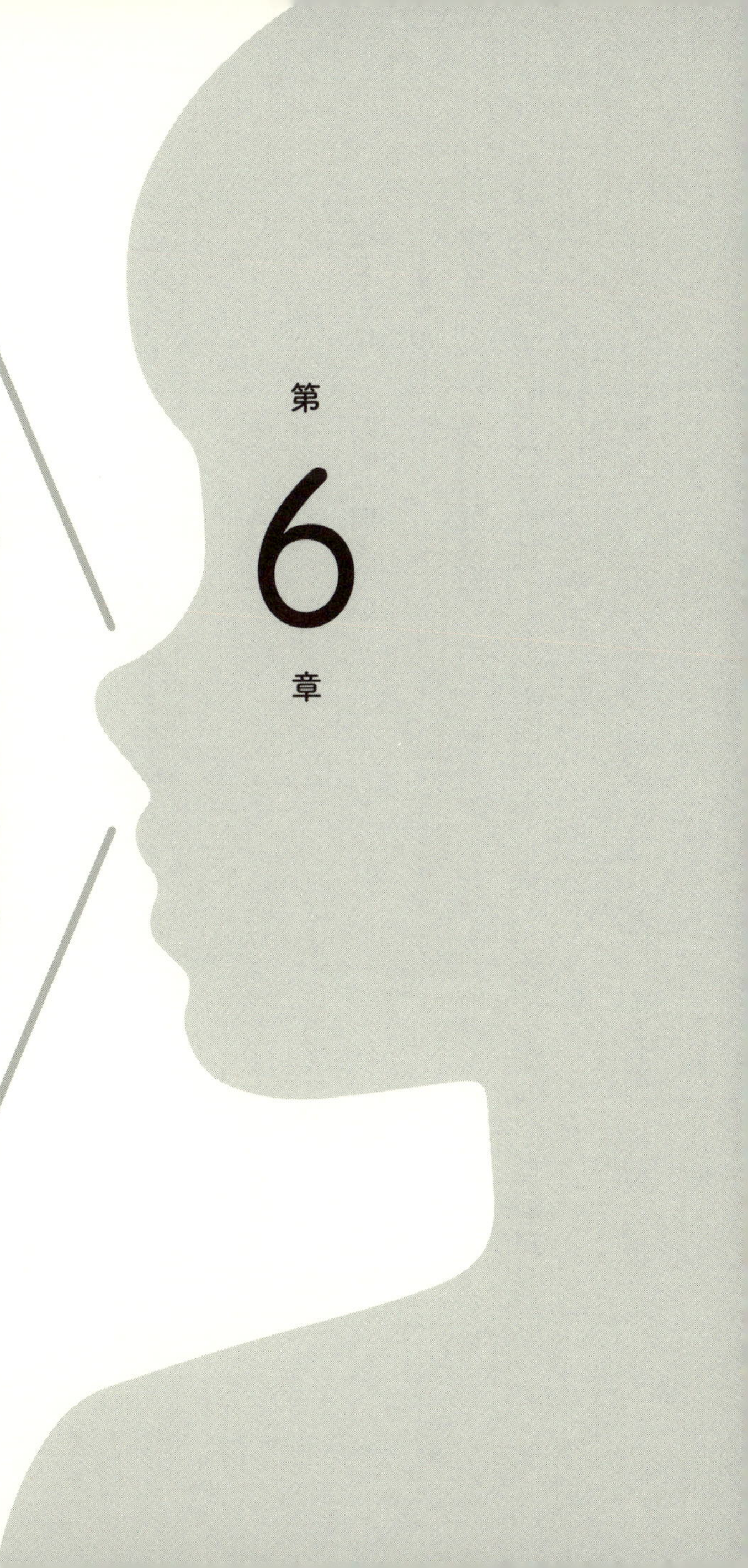

子どもにも、危ない口呼吸が増えている

子どもの口呼吸には、いろいろな原因がある

この章では、お母さん方に知っていただきたいことをお話しします。耳鼻咽喉科医として、最近の子どもに関してとても気になっていることがあります。

子どもに、口呼吸が増えている――。

耳鼻咽喉科医として、これが気になっていることです。

第2章で、口呼吸の危険性についてお話しました。それは成人の口呼吸についてでしたが、子どもの口呼吸は、とくに危険です。お母さん方にまずこのことを知っていただき、子どもの口呼吸を鼻呼吸に直していただきたいと思います。

子どもの口呼吸には、いろいろな原因が考えられます。主な原因には慢性扁桃炎、

アデノイド、鼻アレルギー、肥満があります。それぞれについて、お話しましょう。

▼慢性扁桃炎

子どもの場合、扁桃腺は大きいものです。扁桃というのは「リンパ組織のかたまり」という意味で、免疫力に関係する組織です。

扁桃炎には、急性と慢性があります。急性は、風邪の症状の一部としてあらわれるほか、細菌の感染でも起こります。

慢性扁桃炎は、急性扁桃炎を繰り返すうちになります。咽頭（鼻から喉に移行する部分）に痛みや異物感があり、倦怠感をともなうこともあります。ただ普通の場合、急性扁桃炎のような高熱は出ません。

慢性扁桃炎になると喉が狭くなり、食べ物が通りにくくなります。また鼻がつまったり、咳が出たり、口呼吸になったりします。そのため、寝ているときにイビキをかいたりもします。

▼アデノイド（アデノイド増殖症）

アデノイドは「咽頭扁桃」ともいい、咽頭のところのリンパ組織のかたまりです。

一般に、３～８歳くらいのとき、子どものアデノイドは最大になります。免疫機能を獲得するためですが、10歳くらいから自然に小さくなります。

このアデノイドが細菌などに感染して炎症を起こし、アドノイドをさらに大きくします。この状態をアデノイド増殖症、あるいは単にアデノイドと呼びます。

アデノイドが大きくなると鼻づまりを起こし、鼻呼吸がうまくできなくなります。その結果として口呼吸をするようになり、イビキ、鼻水、中耳炎、咽頭炎、蓄のう症などを招きやすくなります。肥満より、むしろ痩せ型の子どもに多いのが特徴です。

▼鼻アレルギー

大人の場合と同じく、鼻アレルギーも口呼吸につながります。鼻のアレルギー症状は鼻づまりを招き、そこから口呼吸になります。

▼肥満

「肥満と口呼吸はどんな関係があるの？」

こう思われるかもしれませんが、肥満になると喉の内側にも脂肪がつきます。喉の内側に脂肪がつくと、どうしても鼻呼吸がうまくできなくなり、子どもは口呼吸をしてしまいがちになるのです。

また、鼻呼吸に比べると、口呼吸は気道抵抗が小さい呼吸です。それだけ楽に呼吸できることになり、子どもは口呼吸を覚えやすくなります。お母さんが気づかないうちに、いつの間にか口呼吸が当たり前になってしまうのです。

口呼吸は、子どもの大きな健康トラブルにつながる

私が子どもの口呼吸に警鐘を鳴らすのは、子どもの口呼吸はいろいろな健康トラブルにつながるからです。子どもの呼吸に気をつければ、その健康トラブルを避けることが可能になります。口呼吸が原因の健康トラブルには、次のようなものがあります。

▼睡眠時無呼吸症候群になる

睡眠時無呼吸症候群は、実にいろいろな健康トラブルの原因になります。子どもの睡眠時無呼吸症候群は大きな問題ですので、別に項目を設けてお話しします。

▼嗅覚障害を起こす

口呼吸になると、鼻の大切な働きであるにおいを嗅ぐことができなくなります。

▼細菌感染やウイルス感染を起こしやすくなる

口呼吸をすると、鼻毛や粘液の防衛機能（フィルターの働き）が働きません。口の

中の細菌、ウイルスなどがそのまま扁桃腺を通過し、肺に送り込まれてしまいます。その結果、細菌感染やウイルス感染を起こしやすくなります。

▼口臭や虫歯の原因になる

寝ているときは、唾液の分泌が少なくなります。口呼吸になると、その少ない唾液が乾いてしまいます。口の中の雑菌は、唾液の少ない夜寝ているときに繁殖し、それが口臭の原因になります。また、口呼吸で口の中が乾燥すると、歯垢の中の細菌が盛んに繁殖します。歯垢は虫歯の原因になり、虫歯になるリスクが高くなります。

▼受け口になる

歯並びは、舌の押し出す力と口の周りの筋肉のバランスで決まります。そのバランスが崩れると、不正咬合（出っ歯や受け口）になります。舌が上の歯の内側を押すと出っ歯になり、下側を押すと受け口になります。

口呼吸をしている子どもは舌が下がり、舌が歯の下側を押しています。そのため、受け口になってしまうのです。

▼アレルギーマーチの引き金を引く

マーチというのは「行進曲」のことで、アレルギーマーチとは「成長とともに、アレルギー性の病気が次から次にあらわれる状態」を意味します。

昔は、１つのアレルギー性の病気が、次々に形を変えて発症すると考えられていましたが、現在では少し変わってきています。

1つのアレルギー性の病気が、形を変えて次々に出てくることはない――。

現在の考え方はこうなっています。

それでも、アレルギーの病気になりやすい体質や遺伝、環境要因はあります。そのため、次々に新しいアレルギーの病気が起きてくることはあります。

たとえば、アトピー性皮膚炎の子どもがぜんそくや鼻炎になる割合は、やはり一般的に高いといえます。ハウスダストやダニのアレルギーを持っている子どもは、そこにスギ花粉症が出てきたり、ヒノキ花粉症が出てきたりします。そうなると症状も多くなってしまいます。

口呼吸になると、口からいろいろなアレルゲン（アレルギーの原因になる物質）が入ってきます。それが原因で1つのアレルギー性の病気を起こし、そこからアレルギーマーチの引き金が引かれる可能性も高いと考えられるのです。

子どもでも、口呼吸で睡眠時無呼吸症候群になる

子どもの睡眠時無呼吸症候群は、最も危険である

子どもにとっても、睡眠時無呼吸症候群が大きな問題です。

睡眠時無呼吸症候群は、大人の病気と思われがちです。しかし、小学校に上がる前の子どもから小・中学生にまで、睡眠時無呼吸症候群は広がっています。

とくに、近年は子どもの肥満が増加しています。小学校高学年から中学生には、肥満にともなう口呼吸、その口呼吸による睡眠時無呼吸症候群が多く見られるようになっています。

口呼吸そのものも子どもの健康をおびやかしますが、睡眠時無呼吸症候群も子どもの健康をおびやかします。

▼睡眠の質が悪化する

睡眠には、2つの眠りがあります。1つは「レム睡眠（浅い眠り）」で、もう1つは「ノンレム睡眠（深い眠り）」です。

健康であれば、この2つの睡眠を交互に繰り返しながら、次第に目覚めへと向かいます。ここには一定のリズムがあり、そのリズムが規則正しく刻まれていれば〝良い睡眠〟になります。

睡眠中は、交感神経の働きが抑えられ、副交感神経が優位になります。自然なリズムの眠りに入るには、交感神経から副交感神経へスムーズに切り替えが行われることが必要です。

睡眠時無呼吸症候群になると、その神経の切り替えがうまくいきません。交感神経が刺激され続け、睡眠の2つのパターンがうまくいかず、睡眠の質が悪くなってしまいます。

睡眠の質が悪くなると、ここでは説明しきれないほどいろいろなトラブルが起きてきます。睡眠がきちんと取れていないため、昼間にとても眠くなり、子どもの場合は学力低下の大きな原因にもなります。

▼乳幼児では、突然死することもある

乳幼児では、仰向けに寝かせたときより、うつ伏せに寝かせたときのほうが突然死の発生率が高いとされています。そこから「乳幼児のうつ伏せ寝が突然死に関係する」ともいわれましたが、現在は、睡眠時無呼吸症候群が原因といわれています。

▼身長の伸びが止まり、低身長になる

成長ホルモンは、夜間、寝ているときに最も分泌が盛んになります。睡眠時無呼吸症候群は睡眠の質を悪くし、成長ホルモンの分泌を少なくしてしまいます。成長ホルモンが不足すると身長の伸びが止まり、低身長になることがあります。

▼夜尿症になる

これもホルモン分泌に関連します。この場合のホルモンは抗利尿ホルモンで、分泌が異常になるために夜尿症になってしまいます。

▼心肥大になる

本来、血圧は、交感神経が優位に働く昼間に高くなります。副交感神経が優位に働く夕方以降は下がりはじめ、睡眠中は低いのが普通です。

睡眠時無呼吸症候群になると、夜間はおさまるはずの交感神経が休まずに働き続け

てしまいます。睡眠中でも心臓は活発に働くことになり、心肥大になるリスクが高くなります。

本来、小さな子どもの未来は輝いたもの、希望にあふれたものでなければなりません。この時期の睡眠時無呼吸症候群を放置すると、子どもたちの将来に良いことは決してありません。

睡眠時無呼吸症候群は、子どもの知的能力も低下させる

いまの睡眠のところで、子どもの学力低下に触れました。睡眠時無呼吸症候群は、子どもの知的能力も低下させます。

▼ＩＱが低下する

睡眠時無呼吸症候群は、血液中の酸素濃度を低下させます。このことは脳の発育に影響をおよぼし、脳発育の低下をもたらしかねません。ＩＱには、私たちの脳の前頭葉が関係しています。子どもの前頭葉はまだ発達段階ですが、その発育が十分に行われず、ＩＱが低下することもあります。

▼集中力と記憶力が低下する

睡眠時無呼吸症候群は、脳の発達とも関係します。脳の前頭葉が十分に発育しないと、脳の働きの結果である集中力と記憶力が低下することになります。

▼認知機能が低下する

認知機能というのは説明が難しいのですが、簡単にいうと「物事を認識する」ということになります。社会問題になっている認知症は、それができない病気です。

睡眠時無呼吸症候群と認知機能では、ＩＧＦ－１（インスリン様成長因子－１）という成長因子の関係が指摘されています。

ＩＧＦ－１は、成長ホルモンで増えることが分かっています。成長ホルモンが不足すると、このＩＧＦ－１が不足することになります。

ＩＧＦ－１にはいろいろな働きがあり、その中に脳の神経細胞の機能に関するものがあります。ＩＧＦ－１が不足すると、脳の神経細胞が十分に働かなくなります。その結果、認知機能が低下します。

肉体的な面だけでなく、睡眠時無呼吸症候群は知的能力も低下させます。子どもの健やかな発育を望むお母さん方にとって、これは注目しなければならないところです。

睡眠時無呼吸症候群は、子どもの行動にも悪影響を与える

子どもの睡眠時無呼吸症候群は、昼と夜を逆転させます。夜間の睡眠不足から昼間に深く眠ったり、睡眠リズムの崩れで良い睡眠が取れなくなります。そのことから、情緒や行動にも悪影響がおよびます。

▼ADHD（注意欠如・他動性障害）になる

落ち着きがなく、集中力に乏しく、衝動的な行動を取ったりします。脳の機能障害ということもありますが、睡眠時無呼吸症候群による睡眠不足が原因のイライラ感からそうした行動を取ることもあります。

▼注意力が散漫になる

やはり、睡眠時無呼吸症候群の睡眠不足が原因になります。昼と夜が逆転するため、昼間は集中力が散漫になってしまいます。

▼情緒不安定になる

情緒不安定も、睡眠時無呼吸症候群の睡眠不足が大きな原因になります。ホルモン

バランスの崩れもありますが、睡眠不足から精神的に不安定になってしまうのです。

▼攻撃的行動を取りやすくなる

睡眠時無呼吸症候群の大きな原因は、口呼吸でした。鼻呼吸では鼻から息を出すときに血液が冷やされ、その血液が脳を冷やしました。昼間も口呼吸になるとその働きが行われず、脳に行く血液が十分に冷やされません。その結果、攻撃的な行動を起こし、キレやすくなってしまいます。

▼引きこもりや不登校になる

子どもが無意識に引きこもりや不登校になる背景に、睡眠時無呼吸症候群との関係が指摘されています。睡眠障害などから精神的に不安定になり、引きこもりや不登校につながると考えられているわけです。

また、睡眠時無呼吸症候群から引き起こされるさまざまなトラブルが原因で、イジメの対象になることもあります。そのことで、引きこもりや不登校になってしまうこともありえます。

子どものSOSを察知して、早期に治療する

子どもは、〝当たり前〟を疑えない

口呼吸の怖さ、睡眠時無呼吸症候群の怖さ……。

ここまでの話で、お母さん方にしっかり理解していただけたと思います。

口呼吸をする子どもは、鼻呼吸より楽な口呼吸にどんどん慣れていきます。口呼吸に慣れると、それが〝当たり前〟になってしまいます。

大人なら、心身の不調を感じたらそれなりの対応をします。内科や耳鼻科を受診し、健康や生活のチェックをします。その結果、口呼吸をしていたり、睡眠時無呼吸症候群であることが分かったりします。

大人に比べ、子どもは日中の眠気をうまく意識したり、訴えることができず、イラ

イラして不機嫌になったり、どんどん落ち着きのない子どもになったります。

子どもは、そうした自分を疑いません。いえ、〝疑えない〟といったほうが正確かもしれません。

疑うこと、疑問を持つということは、脳の高度な働きです。とくに、自分を疑うということは、かなり高度です。子どもの脳は、まだそこまで発達していません。〝いまの自分〟が、〝当たり前の自分〟なのです。

そんな子どもに代わり、疑ってあげられる人間が必要です。それがご両親、とくにお子さんと一緒にいる時間の長いお母さんです。

子どもの口呼吸危険度は、こうしてチェックできる

日ごろの子どもを見ていて、お母さんが口呼吸をチェックするポイントがあります。

・日中、テレビを観ているときも口を開けている
・口を開けて寝ている
・しょっちゅう喉を腫らしている

・寝ているとき、イビキをかく

子どもは普通、イビキをかきません。もしイビキをかいていたら、それは口呼吸の重要なシグナルになります。

・寝ているとき、歯ぎしりをしている

口を開けて寝ていないと、歯ぎしりはできません。

・頻繁に寝返りを打つ

・舌に歯型がついている

鼻呼吸では、開いている鼻の穴が空気の通り道になります。口呼吸になると、空気の通り道をつくるために口を開け、さらに舌を下げなければなりません。これを「低位舌」といいますが、そのために舌に歯型がついてしまうのです。

・猫背になっている

口呼吸になると、気道を確保するために、頭と下顎を前方に突き出すような姿勢になります。それが猫背の姿勢なのです。口呼吸が習慣になると、猫背にならないと呼吸ができなくなってしまいます。

・起きたとき、頭痛がある

子どもの口呼吸をチェックするポイント

□ 日中、テレビを観ているときも口を開けている

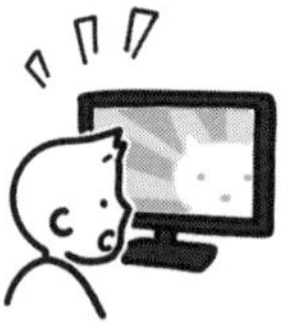

□ 口を開けて寝ている

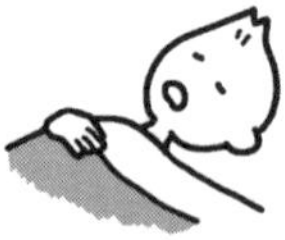

□ しょっちゅう喉を腫らしている

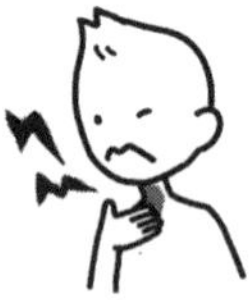

□ 寝ているとき、イビキをかく

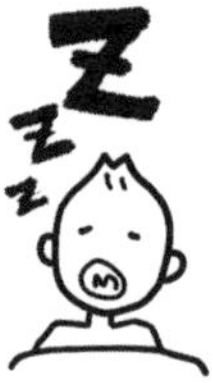

□ 寝ているとき、歯ぎしりをしている

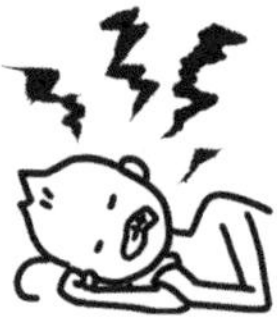

□ 頻繁に寝返りを打つ

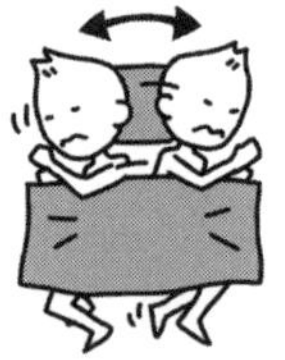

□ 舌に歯型がついている

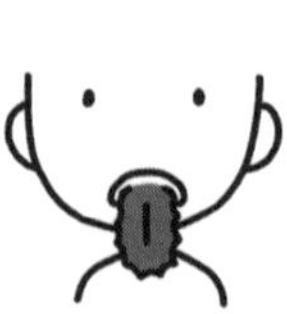

□ 猫背になっている

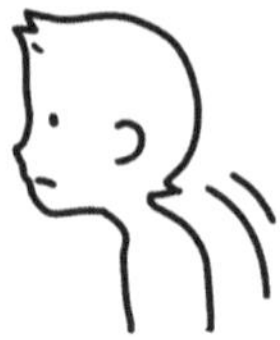

□ 起きたとき、頭痛がある

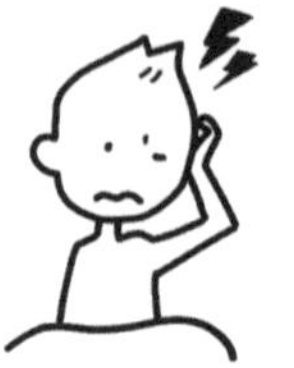

あなたのお子さんはどうでしょうか？

ここでのチェックポイントは、ご両親が少し気をつければ、それほど分かりづらいものではありません。ぜひ、前ページの図を見ながら、注意して見守ってあげるようにしてください。

正しい治療で、口呼吸を鼻呼吸に変える

子どもが口呼吸であることが分かれば、ぜひ耳鼻咽喉科に相談してください。原因が分かれば、受けられる治療は受けさせ、口呼吸を鼻呼吸に変えましょう。
◉慢性扁桃炎……………扁桃腺を取る
◉アデノイド（増殖症）……アデノイドを取る
◉鼻アレルギー……………内服薬、点鼻薬、レーザー治療など
大人の場合、アレルギー性鼻炎の治療にアレルギー神経切断法があります。子どもの場合も、この手術は不可能ではありません。このアレルギー神経切断法の目的は、口呼吸を治すことではありません。鼻の機能回復が目的です。その結果として鼻の機

能が回復し、鼻呼吸ができるようになるということです。

子どもがまだ小さい場合、アレルギー性鼻炎はそれほどひどくはないと考えられます。手術を考える前に、この3つの治療で十分に対応できると考えてよいでしょう。

それでも不安であれば、アレルギー神経切断法ができる医師に相談することです。医師が慎重に判断し、この手術をしても良いとなれば手術も一つの選択肢になります。

子どもには、鼻の手術をしてはいけないと思っている耳鼻咽喉科の先生もいます。

「成長が止まるまで、子どもに手術してはいけない。手術は、せめて高校生になってから」

こういっている先生もいます。骨がまだ成長中で、そこでメスを入れると骨の成長が止まるという理由です。

実際に、鼻中隔矯正術などはしてはいけませんが、それ以外であれば、子どもでも手術してよいのです。鼻中隔というのは、鼻の真ん中にある仕切りです。ここが曲がっているのを鼻中隔彎曲症といい、この曲がりを矯正する手術が鼻中隔矯正術です。

鼻中隔彎曲症以外の場合、成長に関係のある骨にメスを入れるわけではありません。必要であれば、子どもでも手術はＯＫです。

おわりに

最後まで読んでいただき、ありがとうございました。

本文でもお話ししましたが、呼吸や発声のほか、空気清浄機・加湿器・エアコン機能など、鼻にはとても大切な働きがあります。

ひどい鼻炎（アレルギー性鼻炎と蓄のう症）はその大切な働きを損ない、口呼吸を習慣化させてしまいます。

口呼吸になっていることに気づかない方もいますが、口呼吸が習慣になると、いろいろな健康トラブルを引き起こします。最も怖いのが睡眠時無呼吸症候群で、心筋梗塞や脳卒中のリスクが高まってしまいます。

鼻炎対策として、生活の中でのセルフケアも大切です。しかし、セルフケアだけで症状が改善されるものではありません。

ひどい鼻炎は、放置しておいてはいけません。

薬を手放せない方もたくさんいますが、薬は根本から原因を解決するものではありません。根本から解決する方法は、手術しかありません。

しかし、従来の手術はかなり長期の入院が必要でした。そのため、手術を希望しながら、時間的な問題から手術が受けられない方も少なくありませんでした。

「手術を望みながら、手術が受けられない方の役に立ちたい。それも、安全な手術で現在のつらい症状を解決したい」

この思いから、私は1泊2日という短期入院ですむ手術を開発しました。

画期的な短期入院の手術によって、ずっと悩まされてきた不快な症状が消え、快適な生活を手に入れることができるようになりました。また、従来の手術と比較してみると、再発リスクはとても低くなっています。

また鼻の治療は、良い発声を手に入れることにも関係します。

発声では声帯ばかりに目が向けますが、望むような発声をするには、鼻が本来の働きをきちんと行っている必要があります。とくに仕事で声が大切な方（教師、歌手、俳優、声優、電話オペレーターなど）は、鼻に注意を向ける必要があります。

当院にはそうした方も来院されますが、適切な鼻の治療で、声の通りや声質が驚くほど変わります。

ひどい鼻炎の症状で悩んでいる方たち、そして声を仕事にしている方たちに、この本が福音となることを期待しています。
あなたに適した治療でスッキリした鼻を取り戻し、前を向き、素敵な時間と素敵な人生を手にされることを衷心から願っています。

2016年3月

蔦 佳明

ひどい鼻炎《びえん》で薬《くすり》が手放《てばな》せないあなたへ

2016年 5 月 23 日　初版第 1 刷

著　者――――――――――――蔦《つた》　佳明《よしあき》
発行者――――――――――――坂本桂一
発行所――――――――――――現代書林
〒162-0053　東京都新宿区原町3-61　桂ビル
TEL／代表　03(3205)8384
振替00140-7-42905
http://www.gendaishorin.co.jp/
ブックデザイン――――――吉崎広明（ベルソグラフィック）
カバーイラスト――――――にしだきょうこ（ベルソグラフィック）
図版・イラスト――――――株式会社ウエイド

印刷・製本　広研印刷㈱
乱丁・落丁本はお取り替えいたします。

定価はカバーに
表示してあります。

ISBN978-4-7745-1566-3 C0047